简明OCT阅片手册

眼底病OCT影像分析与解读

俞素勤　编著

张　皙　审阅

人民卫生出版社

图书在版编目（CIP）数据

简明OCT阅片手册 / 俞素勤编著. —北京：人民卫生出版社，2012.6

ISBN 978-7-117-15755-1

Ⅰ. ①简… Ⅱ. ①俞… Ⅲ. ①眼病－相干光－影象诊断－手册 Ⅳ. ①R770.43-62

中国版本图书馆CIP数据核字（2012）第062939号

门户网：www.pmph.com	出版物查询、网上书店
卫人网：www.ipmph.com	护士、医师、药师、中医师、卫生资格考试培训

简明OCT阅片手册

编　　著：俞素勤
出版发行：人民卫生出版社（中继线 010-59780011）
地　　址：北京市朝阳区潘家园南里19号
邮　　编：100021
E - m a i l：pmph @ pmph.com
购书热线：010-67605754　010-65264830
　　　　　010-59787586　010-59787592
印　　刷：北京铭成印刷有限公司
经　　销：新华书店
开　　本：889×1194　1/32　印张：4
字　　数：100千字
版　　次：2012年6月第1版　2024年3月第1版第19次印刷
标准书号：ISBN 978-7-117-15755-1/R·15756
定　　价：33.00元

打击盗版举报电话：010-59787491　E-mail：WQ @ pmph.com
（凡属印装质量问题请与本社销售中心联系退换）

序（一）

眼科学在这几年有着迅猛的发展，很大程度上有赖于眼科设备的不断创新与突破。光学相干断层成像技术（Optical Coherence Tomography，OCT）便是其中发展极其迅速的眼底检查技术之一，在过去短短 20 年时间里，OCT 由实验室到临床诊疗室，从时域 OCT 到频域 OCT，迅速地完成了商业开发和技术更新等一系列的转变，给眼科医生提供了又一项重要的影像诊断设备。

OCT 在国内的应用也是发展迅速，从最早的少数几家知名大医院眼科拥有，到目前中、小医院眼科都纷纷引入该设备；从一开始眼底病医生、青光眼医生使用，到目前白内障医生术前也把 OCT 列为常规检查，OCT 在国内的普及率逐年上升，即使部分医院目前暂时还未拥有 OCT 设备，但常常会遇到患者拿着在其他医院做的 OCT 图像前来就诊，所以作为一名眼科医生，看懂读懂 OCT 影像已成为一项基本的技能。

本书的作者俞素勤医师长期从事眼底病的研究，对眼底影像的分析和解读有非常丰富的经验，并且经常在国内各地讲演，还通过网络视频为各级眼科医生传授眼底影像阅片的技能。在这本书中，她用最精炼的语言阐述了 OCT 影像技术及读片要点，以简明的图表罗列常见眼底病理改变的 OCT 特征与鉴别，用提纲的形式概括各种常见眼底病的疾病要点和 OCT 表现，文字简洁，图片精美，内容既丰富又精要，实用性强，可以成为眼科医生的"口袋书"，为临床影像诊断提供方便。

张　晢

2012 年 2 月

序（二）

David Huang 是眼 OCT 创始人之一，1991 年发表 OCT 论文，1993 年就读于哈佛大学医学院，期间他从临床应用的角度出发，相继深入改进 OCT 的硬件和软件，其成就值得我们华人引以为豪。自 1996 年 Zeiss 公司生产第一代 OCT 之后，OCT 得到了飞跃性的发展，仅仅十年由第一代翻新至第四代，分辨率由 16μm 攀升至 3～5μm。采用无损伤近红外线作为光源，肉眼可以实时观察活体类似于组织切片的清晰的视网膜断层影像。毋庸置疑，OCT 如同当今全球眼科界的一颗璀璨明珠，是眼科影像学的革命性飞跃。

上海市第一人民医院眼科具有一定的历史，早在 20 世纪 50 年代，恩师赵东生老前辈——我国视网膜脱离手术的先驱者和奠基人，其高深造诣就已经在全国闻名，全国各地大量视网膜脱离的患者闻风而至，他后被美誉为"东方一只眼"。赵老渊博的学识，一丝不苟、持之以恒、刻苦钻研的风范一直为后人所敬仰。

如今在每日要进行近百例 OCT 检查的繁忙眼科研究所，俞素勤医师传承前辈严谨的治学态度，以多年眼底病造影诊断知识作为基础，积累丰富 OCT 解读经验，由此谱写出《简明 OCT 阅片手册》。去年我在美国有幸拜读她的手稿，感触颇深。手册虽篇幅有限，却概括了多年的阅片经验。全文条理清晰，简明扼要，通俗易懂。文中强调要按一定顺序去分析 OCT 影像，以免遗漏；要在看似杂乱的强弱反射中梳理出其间的因果关系，从而认清视网膜组织结构的正常与异常。文中还强调 OCT 反映的是组织显微结构对光的反射或反向散射的强度，因此要分析 OCT 的影像，还需结合主诉、病史、年龄、眼底彩照和造影，甚至全身系统的实验室检查等多个方面，综合评估后才能得出正确的诊断。

《简明 OCT 阅片手册》内容扼要明了，表格和提纲式的结构，高清的 OCT 插图是此书的特色。总论中，组织光反射性的分析细致，八组病理改变的 OCT 影像鉴别是本书的亮点。二十种常见视网膜和脉络膜病的 OCT 影像各论，占据三分之二篇幅。其中，还用 20 组插图清晰展示 AMD 的诸多病变细节。对解读视网膜 OCT 经验尚不够丰富的眼科业务人员来说，该手册不失为一本解读视网膜 OCT 的经典之作。有感之余，作序为志。

施殿雄

Kresge 眼科研究所

美国密歇根州立韦恩大学医院

2012 年 2 月

前　言

　　很多很多年前，当我还是个医学院学生的时候，赵东生教授给我们授课讲述眼科检查，当他告诉我们小小的眼球也可以做B超、电生理、血管造影等特种检查时，我惊叹不已！而如今眼科的检查设备又何止这些？！很多年前，当我已经是一名眼科医生的时候，光学相干断层成像技术（OCT）刚刚成为一种新的眼底检查设备，记得当时面对红红绿绿、模模糊糊的视网膜断层影像，有医生说"OCT除了看看黄斑孔还能干嘛？"而如今高分辨率的OCT影像几乎与病理切片相一致！OCT已经成为当今眼科重要的影像诊断技术之一，甚至有医生会感到"没有OCT，没法下诊断！"

　　眼科影像技术的发展是迅速的，OCT技术的发展更是突飞猛进。从1991年首篇OCT的文章在 Science 杂志上发表，到1995年Zeiss公司开发时域OCT并投入商业使用，再到2007年频域OCT技术诞生，时至今日OCT在眼科界已是众所周知，广泛应用。尤其是新一代的频域OCT，为我们展现出前所未见的高分辨率的活体视网膜断层影像，令我们常常需要重新复习眼科病理，探究图像与病理的对应关系。但是OCT影像反映的是组织对光的反射信息，毕竟不能等同于组织病理切片，所以在用OCT诊断疾病时影像解读非常重要。

　　这本小册子专为广大的眼科研究生和临床医生快速掌握

OCT 阅片而写，所以没有用太多的篇幅介绍 OCT 的发展历史、实验研究、技术原理和操作，也没有系统描述庞杂的眼科解剖、病理生理和各种眼病，而是以最精炼、最简单明了的方式提供 OCT 阅片时需要掌握的基本概念和知识，并通过典型病例的 OCT 影像分析，让眼科医生快速掌握常见眼底疾病的 OCT 特征，帮助他们在实际工作中根据 OCT 影像做出正确的临床判断。

　　如果您想在最短的时间里看懂眼底 OCT 的影像，如果您想在临床工作中有一本指导您 OCT 阅片的手册，如果您想拥有一本常见眼底病的 OCT 图谱，那么这本小书一定会给您带来帮助！

俞素勤

2012 年 2 月

目　　录

第一部分　OCT 阅片基础

第二部分　常见眼底病的 OCT 影像

第一章
OCT 的基本原理与技术

光学相干断层成像技术（optical coherence tomography，OCT）是一种高分辨率、非接触、非创伤性的活体生物组织结构成像技术。由于眼球结构具有独特的光学特性，所以 OCT 成像技术在眼科领域，尤其在眼底疾病的检查中得到了广泛的应用，目前已成为眼科重要的影像诊断技术之一。

（一）发展历史

早在 1987 年 Takada 等研究出一种由纤维光学和光电组件支持下发展而成的高分辨率光学测量法——光低相干干涉测量法，而 Youngquist 等则研究出光学相干反射计，均为 OCT 的出现奠定了理论和技术基础。1991 年 David Huang 等首先在实验室里用他们研制的 OCT 对离体人类视网膜进行观察，并在之后的几年中不断改进技术和完善 OCT 系统。1995 年时域 OCT（time domain OCT，TD-OCT）正式应用于眼科临床。2007 年频域 OCT（spectral domain OCT，SD-OCT 或称 fourier domain OCT，FD-OCT）技术诞生，傅里叶变换理论的应用使 OCT 技术获得了革命性的突破。

（二）技术原理

OCT 的工作原理类似于超声波，只是用光代替声波产生图像。其基本原理是把光束投射到被成像的组织或标本上，光束被不同距离上的显微结构反射（图 1-1，图 1-2），通过测量反射光的时间延迟，以及反射或反向散射光的强度，并且将不同位置上（轴向 A 扫描及横向 B 扫描）测量所获得的反射信息转化为数字信号，经过计算机处理，再转换为二维或三维的图像形式（图 1-3，图 1-4），从而显示出被成像组织的各层显微结构。

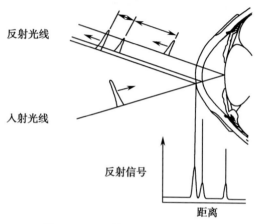

图 1-1　OCT 轴向测量距离的原理

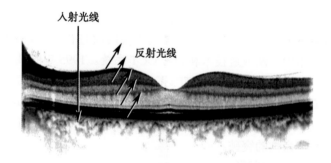

图 1-2　OCT 测量眼底组织结构的原理
相干光投射到视网膜，光线从玻璃体 - 视网膜界面、视网膜、脉络膜等各层组织结构反射回来

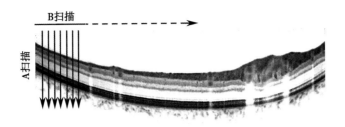

图 1-3　OCT 二维影像的形成

很多个纵向 A 扫描组成横向 B 扫描

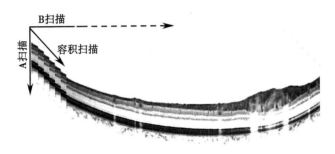

图 1-4　OCT 三维影像的形成

很多个 B 扫描可以获得三维的组织结构信息

OCT 使用低相干干涉测量法进行测距和成像。它是将光源光束经分光镜分为两束，一束射在样品（眼球）上，另一束射在参考镜上，参考镜的反射光（参照光）和从眼球各界面反射回来的光（信号光）会合后重新组合（叠加），输出光束由光电探测器检测，产生信号并传入电脑显示（图 1-5）。只有当参考光与信号光的脉冲经过相等光程，即参考光脉冲和信号光脉冲序列中的某一个脉冲同时到达探测器表面时才会产生光学干涉现象。

在时域 OCT 中，通过调节移动参考镜，使参照光分别与从眼内不同结构反射回来的信号光产生干涉，通过分别记录相应的参考镜的空间位置，便可测量出眼球内不同组织结构的距离（图 1-6）。

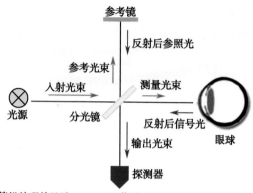

图 1-5　光学干涉仪示意图

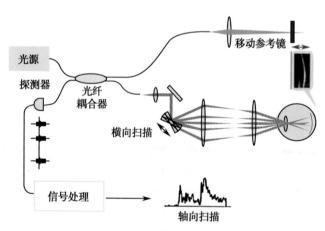

图 1-6　时域 OCT 工作原理

参考镜在与样品轴向（深度）相一致的距离范围内前后移动，数据采集与参考镜扫描周期同步，每个周期产生一个轴向 A 扫描，显示样品的深度和反射信号的强度

在频域 OCT 中,参考镜则固定不动,所有从不同层面反射回来的光回声同步获取,借助分光仪和线阵 CCD,通过傅里叶转换将频谱干涉图变成包含深度信息的轴向 A 扫描信号(图 1-7)。

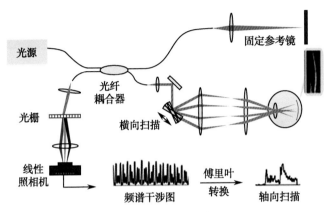

图 1-7　频域 OCT 工作原理

参考镜固定不动,频谱干涉图是参考镜和样品反射的混合光谱,从样品不同深度反射的回声产生不同频率的频谱调制,傅里叶转换将频谱调制变成深度信息(轴向扫描)

由于时域 OCT 中的参考镜需要不断地机械性地前后移动,且一次只能获得一个反射信号(图 1-8),因此图像获取速度相对较慢,眼动影响较大,图像分辨率低,信噪比低;而频域 OCT 可以同步获取所有反射信号(图 1-9),因此图像获取速度非常快(为时域 OCT 的 40～100 倍),眼动影响小,图像分辨率高,信噪比好(图 1-10),也更有利于三维立体成像。

时域 OCT 与频域 OCT 的比较和总结(表 1-1)。

总之,频域技术的引入使 OCT 发生了革命性的突破,新一代的 SD-OCT 成像系统更为强大,它为我们提供了更快的扫描速度、更高的图像分辨率、更生动的 3D 画面、更详尽的数据信

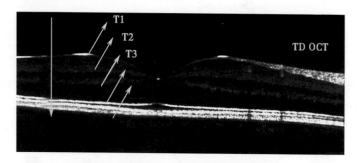

图1-8 时域OCT信号采集的时间特点

时域OCT根据参考镜位置的移动，在不同的时间收集每一个反射的信号

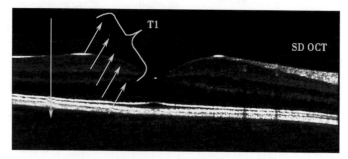

图1-9 频域OCT信号采集的时间特点

频域OCT参考镜位置固定，在同一时刻同步收集每一个反射的信号

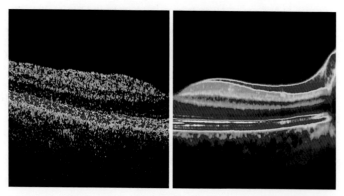

图1-10 时域OCT（左图）与频域OCT（右图）分辨率的比较

表 1-1　时域 OCT 与频域 OCT 的比较

	时域 OCT	频域 OCT
扫描光源	波长相对短,带宽相对窄	波长更长,带宽更宽
参考镜位置	移动	固定
样品反射信号获取	一次获取一个单信号	同步获取多信号
信号接收探测器	单个探测器	分光仪 + 线阵 CCD
数据处理和 A 扫描的获得	信号处理后获得一个 A 扫描	先形成频谱干涉图,经傅里叶转换后获得所有 A 扫描
扫描速度	慢	快
检查时眼动的影响	大	小
分辨率	低	高
信噪比	低	高
图像质量	差	好
3D 成像	差	好

息,为我们展现出视网膜前所未有的层面,有如视网膜活组织切片。它极大地影响了我们对疾病的认识和处理,帮助我们眼科医生更早期地诊断疾病、更深入地了解疾病转归、更有效地指导治疗、更准确地判断治疗效果。

第二章
OCT 阅片的基本原则

眼底病研究的最大阻碍就是很多疾病的发病原因不明确，病理特征不清楚，因为研究者难以在活体获得疾病不同发展时期的病理切片。虽然眼底照相、血管造影等影像技术在一定程度上帮助我们了解那些眼底疾病可能的病理改变，但在 OCT 出现之前，没有一项眼科检查技术可以让我们观察到视网膜的内部结构，因此我们对很多疾病依然认识不足，有时无法解释一些临床现象，亦无从全面了解疾病的发生、发展、转归及对各种治疗的反应。

由于 OCT 检查操作简便、检查速度快、无需接触眼球、没有任何创伤就可以为眼科医生提供分辨率高、类似于组织切片的清晰的视网膜断层影像，所以深受眼底病医生的欢迎，成为深入研究各种眼底疾病的有力武器。

我们希望获得各种疾病的组织病理切片，但 OCT 的影像并不等同于组织病理切片，它体现的是组织对入射光的反射情况，因此我们需要对 OCT 影像进行分析和解读，才能真正了解疾病的病理特征。

由于 OCT 的眼底断层影像是通过将光束投射到视网膜，然后测量视网膜内各层组织结构对光的回声时间延迟和反向散射光强度而获得，所以分析阅读 OCT 片子之前我们必须了解光在组织中传播的特点和被检测组织的光学特性。

（一）光在组织中的传播

光在媒质中传播存在三种情况，一部分被吸收、一部分被散射、余下的部分按原来的传播方向继续前进。OCT检查的入射光在组织中的传播也是如此。

1. 光透射（transmission）指大部分光线传播方向保持不变，穿过介质到达深部结构。人眼屈光介质透明，所以检查的光线可以直达眼底而获取视网膜OCT影像；反之如果角膜、晶状体、玻璃体等屈光介质混浊，就会影响OCT影像的获取和图像质量。

2. 光吸收（absorption）指光被介质中的某些成分吸收转化为热能并衰减。组织中的色基（如血红素）可以吸收入射光的能量，使入射光迅速衰减而达不到深层组织。

3. 光散射（scatter）指光在不均匀的介质中传播，由于细微空间的屈光指数变化，导致光的传播方向发生任意角度的改变，当传播方向与入射光线的方向完全相反时称为反向散射光（backscattered light）或反射光（reflected light）。OCT信号就是返回到探测器的反向散射光。

（二）组织的光学特性

不同显微组织之间存在光学反射性差异，这也成为了我们鉴别组织内在结构的依据。

1. 组织结构对反射性的影响

（1）水平结构（与入射光方向垂直）：反射强。

（2）垂直结构（与入射光方向平行）：反射弱。

（3）组织有序性较差的结构：中度反射（过渡型）。

2. 组织成分对反射性的影响

（1）液体成分（水）多：反射弱。

（2）液体成分（水）少：反射强。

3. 组织结构转换对反射性的影响　强反射也可以发生在两种介质的界面，当入射光线从一种屈光指数的组织进入另一种屈光指数的组织中时可以出现高反射。

OCT 影像所展示的就是各种组织的光反射性,反射性的高低可以用色阶或灰阶的形式来表示。

在以色阶表示反射强弱的 OCT 图片中(图 2-1), 红 - 白色表示高反射, 蓝 - 绿色表示低反射, 黑色表示非常低的反射或光线不能穿透的部位。

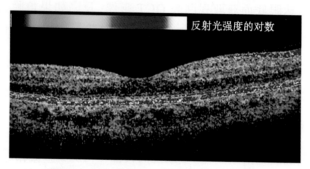

图 2-1 以色阶表示反射强弱的 OCT 影像

在以灰阶表示反射强弱的 OCT 图片中存在两种情况, 一种是白底黑图(black on white)(图 2-2), 黑色表示高反射, 颜色越浅、越接近白色表示反射越低; 另一种是黑底白图(white on black)(图 2-3), 白色表示高反射, 颜色越深、越接近黑色表示反射越低。

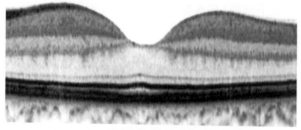

图 2-2 以灰阶表示反射强弱的 OCT 影像
白底黑图(black on white), 黑色表示高反射

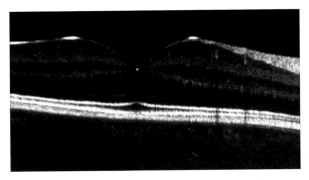

图 2-3　以灰阶表示反射强弱的 OCT 影像
黑底白图（white on black）白色表示高反射

　　目前有文献表明灰阶显示的 OCT 影像优于色阶（伪彩）显示的图像，但是不管以何种方式显示，阅片的基本原则就是判断组织的光反射性。组织结构的变化可以导致光反射信号的增强或减弱，深部组织结构的反射信号还受到其上方组织结构的影响，因为光源发出的入射光到达深层组织之前，以及深层组织反射光回到探测器之前都必须经过其上方的表层组织，所以各组织层面的 OCT 信号是由组织实际反射性和上层组织吸收与散射特性相结合的综合效应，并不完全代表真正的组织结构。

第三章
OCT 阅片的顺序

诊断是一个逻辑思维的过程，所以按一定的顺序进行 OCT 影像的分析可以帮助我们做出正确的判断而无遗漏。我们需要做定性的分析，也要做定量的分析；要找出形态以及结构的变化，更要探寻发生这种变化的原因；不仅要分析 OCT 的影像，更要结合患者的主诉、病史、眼底彩照和造影等其他主客观多方面的检查，综合评估后得出正确的诊断。

眼底 OCT 阅片可以按以下步骤进行：总体轮廓→视网膜各层结构（由里到外依次是：玻璃体 - 视网膜界面→视网膜神经纤维层→节细胞层→内丛状层→内核层→外丛状层→外核层→外界膜→ IS/OS →色素上皮层）→脉络膜层→相关数据测量，双眼的对称性（建议双眼检查）→综合分析，给出诊断。

定性分析的内容主要包括：

1. 形态学

（1）视网膜黄斑整体轮廓的变化。

（2）视网膜前结构的变化。

（3）视网膜内各层结构的变化。

（4）视网膜下结构的变化。

2. 反射性

（1）反射信号增强。

（2）反射信号减弱。

（3）屏蔽效应。

（4）穿透效应。

定量分析的内容主要包括：厚度、容积、面积等。

阅片的顺序可按个人习惯而定，可以从里到外（如上文所述）也可以从外到内，关键是不能遗漏。在分析组织的光反射特性之前，要先判断所阅的 OCT 片子是以何种方式（伪彩或灰阶）来表示反射的高低。病理性质的确认必须结合病史、眼底以及其他影像的检查（如眼底荧光血管造影、脉络膜血管造影等），不能单凭 OCT 就给出结论。

第四章
正常视网膜 OCT 影像

解读正常视网膜 OCT 影像是 OCT 阅片的基础，只有熟悉正常组织结构的光反射特征，才能对异常的改变做出迅速的判断。

从组织学结构来看，正常视网膜包括十层结构（图 4-1），从内到外依次是：①内界膜；②神经纤维层；③神经节细胞层；④内丛状层；⑤内核层；⑥外丛状层；⑦外核层；⑧外界膜；⑨视细胞层；⑩色素上皮层。

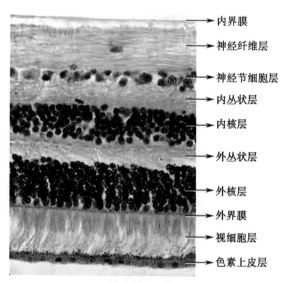

内界膜
神经纤维层
神经节细胞层
内丛状层
内核层
外丛状层
外核层
外界膜
视细胞层
色素上皮层

图 4-1　显微镜下视网膜组织切片

（一）正常视网膜组织的光反射特性

1. 高反射　神经纤维层、色素上皮层。

2. 中反射　内外丛状层、内外核层。

3. 低反射　光感受器（视细胞）。

（二）正常视网膜各层结构的 OCT 影像解读

不同的设备、不同的分辨率所显示的正常视网膜 OCT 影像存在一定的差异，并且这种差异主要表现在视网膜外层结构上（图 4-2～图 4-4）。虽然外界膜以外组织学上只有视杆、视锥细胞层和色素上皮两层结构，但 OCT 上却检测到多条不同性质的光反射信号带，对于这些反射条带的解读目前依然存在一定的争议。

神经纤维层（NFL）：由神经节细胞发出的轴突即神经纤维所构成，排列成束、相互联合，与视网膜表面平行，向视盘方向集中。由于神经纤维水平走向（与入射光垂直），且结构致密、液体成分少，所以 OCT 中表现为高反射信号带。高反射条带在黄斑颞侧较薄，鼻侧越接近视盘越厚（图 4-3）。内界膜在没有明显增厚的情况下较难从神经纤维层的内侧分辨出来。视网膜大血管行走在神经纤维层内，血液中血红蛋白吸收光能使入射光迅速衰减，因此在血管的下方会投下垂直于视网膜表面的光学阴影（optical shadow），使下方组织的反射信号减弱甚至消失。

神经节细胞层（GCL）：主要由神经节细胞构成，还含有一些神经胶质细胞、Müller 纤维和视网膜血管分支。由于细胞内的液体成分相对较多，所以 OCT 中表现为中低反射信号。在这层亦可看到视网膜血管及其投下的光学阴影（图 4-3）。

内丛状层（IPL）：主要由双极细胞的轴突与神经节细胞的树突相互联系而成。由于该层以纤维结构为主而少有细胞核，因此液体含量少，且纤维排列方向纵横交织有序性略差，所以 OCT 中表现为中反射信号带。

内核层（INL）：主要由双极细胞构成，还有水平细胞、无足细胞、Müller细胞等成分。由于该层细胞核的成分较多，纤维成分少，所以OCT中表现为低反射信号。

外丛状层（OPL）：主要由视杆、视锥细胞的轴突及双极细胞的树突吻合而形成，此外还有水平细胞和Müller细胞的突起。与内丛状层相似，该层结构以神经纤维为主，所以OCT中表现为中反射信号带。

外核层（ONL）：由视杆、视锥细胞的细胞核构成。由于细胞核液体含量较高，所以OCT中表现为低反射信号。

外界膜（ELM）：为视细胞之间、视细胞与Müller细胞之间和Müller细胞之间粘连小带，平行于视网膜表面，而与入射光垂直，因此OCT中表现为一条非常纤细的中反射信号带。

解剖学上感光细胞层即杆体、锥体层位于外界膜之外，分为内、外节两段，显微镜下为一层整齐的栅栏状排列结构，最外侧便是排列整齐的单层色素上皮细胞，但是在高分辨率的OCT上则显示出多条不同性质的光反射条带（图4-2～图4-4）。

光感受器内节段（IS）：内段是感光细胞细胞体的延续，OCT中表现为低反射信号带。

内外节交界处（IS/OS）：为光感受器内节段与外节段交界连接的部位。虽然在组织切片中并不存在明显增厚的结构，但是OCT中却表现为非常明显的高反射信号带，这是由于在此连接处，光的折射率突然发生变化。

光感受器外节段（OS）：为排列整齐的外节盘膜，OCT中表现为低反射信号带。

接下来视网膜最外层的OCT影像在不同的被检查者、不同状态、不同视网膜部位以及不同分辨率、不同设备中存在不同的表现。

1. IS/OS外侧仅有一条高反射信号带（图4-2） 这种现象最常见。普遍认为这条高反射信号带代表色素上皮层（RPE）。

也有人认为那是感光细胞外节与色素上皮犬牙交错、色素上皮以及 Bruch 膜复合在一起对入射光发生的一个高反射。Bruch 膜与色素上皮的基底膜黏合在一起,所以正常情况下不能分辨,但在色素上皮脱离时,有时可以看到非常纤细的中反射条带。

2. IS/OS 外侧有两条高反射信号带(图 4-3) 在目前普遍使用的频域 OCT 中有时可以看到这种现象。最外面是色素上

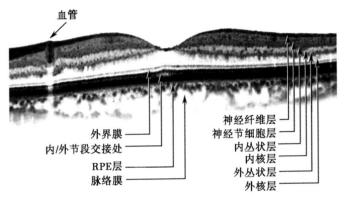

图 4-2 正常视网膜 OCT 影像(白底黑图)
视网膜最外层可以看到两条高反射条带

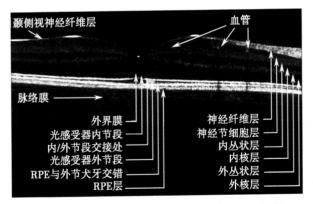

图 4-3 正常视网膜高分辨率 OCT 影像(黑底白图)
视网膜最外层可以看到三条高反射条带

皮层，中间的一条高反射信号带有人认为是视锥细胞外节顶端（COST），也有人认为是 PRE 与外节犬牙交错，即感光细胞的外节部分嵌入色素上皮细胞，被色素上皮细胞表面的微绒毛包绕，形成犬牙交错的结构。这两个界面都有可能发生入射光的反射。

3. IS/OS 外侧有三条高反射信号带（图 4-4）　在一些超高分辨率 OCT 影像中可以看到这种现象。最外面依然是色素上皮层，中间两条中高反射信号带中，靠内侧的代表视锥细胞外节顶端（COST），靠外侧的代表视杆细胞外节顶端（ROST）。

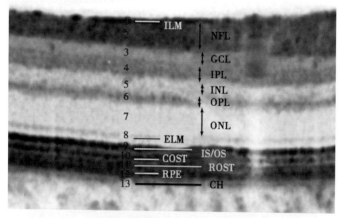

图 4-4　正常视网膜超高分辨率 OCT 影像（白底黑图）

视网膜最外层可以看到四条高反射条带

1. ILM：内界膜；2. NFL：神经纤维层；3. GCL：神经节细胞层；4. IPL：内丛状层；5. INL：内核层；6. OPL：外丛状层；7. ONL：外核层；8. ELM：外界膜；9. IS/OS：光感受器内 / 外节段交接处；10. COST：视锥细胞外节末端；11. ROST：视杆细胞外节末端；12. RPE：色素上皮；13. CH：脉络膜毛细血管

（三）正常黄斑结构的 OCT 影像解读

黄斑是眼底 OCT 检查最为关注、也是结构最特殊的解剖部位。它位于眼底后极部视盘外缘 3.5～4mm 处，偏水平下方，为一中央凹陷的区域。其特点是：①中心凹的视网膜最薄，只有一层外核层，缺少其他各层如神经纤维层、神经节细胞层、内丛状层、内核层和外丛状层；②外核层在中心凹处最厚；③在外核层的神经细胞中，又只有锥体细胞一种而无杆体细胞；④此处的锥细胞形态与其他部位的不一样，较细较长。正是这些解剖上的特点造就了黄斑中心凹独特的 OCT 影像（图 2-2，图 2-3）。

（四）正常视盘结构的 OCT 影像解读

视盘是眼底 OCT 检查另一项重要的部位。源于视网膜神经节细胞的神经纤维汇聚于此，并穿过巩膜脉络膜管到达球后，形成球后视神经，经眶内颅。视盘是视神经眼内段暴露于玻璃体腔的部分，表面缺少内界膜，向后到达筛板前，视神经和脉络膜及巩膜内壁之间，被一层由神经胶质和纤维结缔组织构成的边缘组织所隔开，边缘组织和筛板在 OCT 中表现为比较致密的中高反射信号，视盘表面为神经胶质组织（图 4-5）。

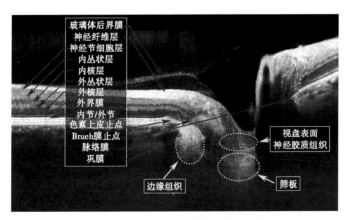

图 4-5　正常视盘 OCT 影像（黑底白图）

第五章

异常视网膜 OCT 影像

异常的视网膜 OCT 影像主要表现在两大方面，一是组织形态的异常，二是组织反射的异常。形态的异常往往伴随着反射的异常，而光反射异常的出现则预示着组织结构可能已发生了病理性改变，所以分析组织光反射性的各种变化是 OCT 阅片的基本要素。

（一）组织形态异常

1. 视网膜总体轮廓改变

（1）视网膜总体厚度的改变：

1）视网膜厚度增加：视网膜隆起、突出（图 5-1）。

如：视网膜水肿、视网膜内或视网膜下出血、视网膜脱离、色素上皮脱离、脉络膜新生血管等。

2）视网膜厚度减少：视网膜凹陷、变薄（图 5-2）。

如：视网膜动脉阻塞后、视网膜色素变性、视网膜激光后等各种原因引起的视网膜萎缩或瘢痕形成。

（2）玻璃体 - 视网膜牵引（图 5-3）。

（3）黄斑中心凹消失（图 5-4）。

（4）视网膜表面不平整、皱褶：如视网膜表面膜（图 5-5）。

（5）视网膜全层隆起：如脉络膜肿瘤（图 5-6）。

（6）视网膜全层凹陷：如脉络膜缺损（图 5-7）。

2. 视网膜内部结构改变

（1）正常结构消失：如视网膜裂孔等。

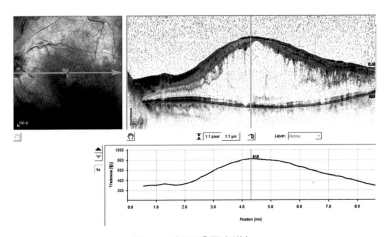

图 5-1 视网膜厚度增加

视网膜中央静脉阻塞,黄斑水肿。后极部视网膜隆起,总体厚度增加

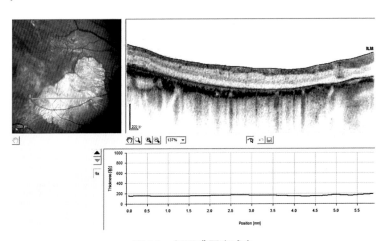

图 5-2 视网膜厚度减少

后极部大片萎缩斑,视网膜外层组织萎缩明显,视网膜厚度明显降低。此患者的脉络膜也明显萎缩变薄

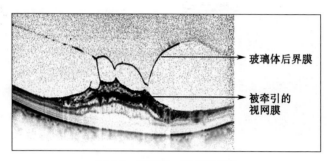

图5-3　玻璃体-视网膜牵引

玻璃体视网膜粘连、牵引，导致视网膜失去正常的形态，视网膜增厚隆起，出现水肿和劈裂

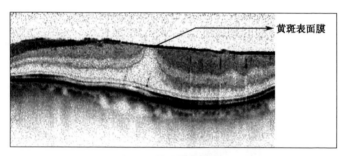

图5-4　黄斑中心凹消失

由于黄斑表面膜的牵引，导致黄斑中心正常的凹陷消失

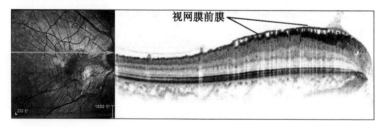

图5-5　视网膜表面皱褶

视网膜表面膜收缩，导致原本光滑的视网膜表面出现很多皱褶，显得不平整

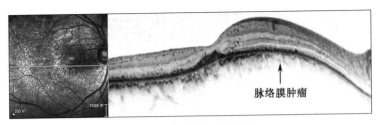

图 5-6　视网膜全层隆起

脉络膜占位而导致其上方的视网膜整体隆起。此患者为脉络膜血管瘤，位于视盘黄斑区

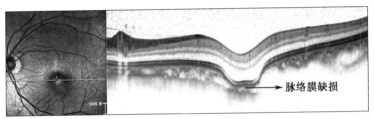

图 5-7　视网膜全层凹陷

由于脉络膜缺损导致其上方的视网膜整体凹陷下去

（2）异常结构出现：如脉络膜新生血管等。

（二）组织反射异常

1．反射减弱　比正常应有的反射强度低即为反射减弱。组织内液体的增加和积聚，或出现光学空腔可以造成组织反射性降低。引起反射降低或减弱的病理改变有：视网膜水肿和积液、浆液性神经感觉层脱离、浆液性色素上皮脱离等（图 5-8～图 5-10）。

2．反射增强　比正常应有的反射强度高即为反射增强。组织内高反射性物质出现可以造成组织反射性增强。引起反射增强的病理改变有：硬性渗出、出血、脉络膜新生血管、色素堆积、色素上皮增生、玻璃膜疣、瘢痕等（图 5-11～图 5-16）。

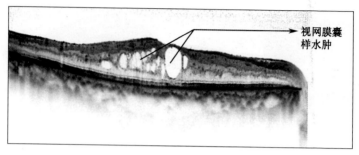

视网膜囊样水肿

图5-8　视网膜水肿

视网膜局部增厚，内部结构紊乱，正常的反射带消失，出现低反射的囊样腔隙，因为液体积聚造成散射密度减少、相应的散射系数减少

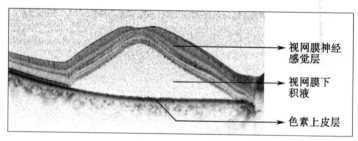

视网膜神经感觉层

视网膜下积液

色素上皮层

图5-9　浆液性视网膜神经感觉层脱离

视网膜神经感觉层从色素上皮层脱离，高高隆起，视网膜下为无反射的液性光学空腔，因为浆液几乎不含细胞，无反向散射，对下方组织没有遮蔽效应

　　3. 阴影效应和屏蔽效应　在入射光的通路上，存在高吸收、高反射的物质或结构，导致入射光无法进一步穿透，在其下方形成垂直的光学阴影，使其下方的组织结构反射减弱。如厚重的出血、浓密的脂质沉着、致密的瘢痕等（图5-11，图5-12）。

　　4. 穿透效应　在入射光的通路上，正常组织消失或变薄，导致入射光穿透深度增加，缺损组织下方的结构反射反而增强（图5-17）。

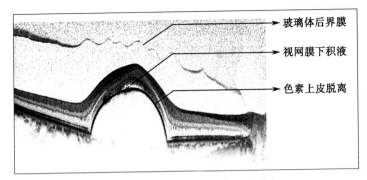

玻璃体后界膜

视网膜下积液

色素上皮脱离

图5-10　浆液性视网膜色素上皮脱离

色素上皮高反射信号带隆起，下方为光学透亮区。此外还可以看到玻璃体后脱离，玻璃体后界膜，视网膜下少量的积液

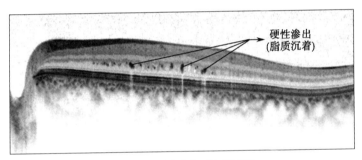

硬性渗出
（脂质沉着）

图5-11　硬性渗出（脂质沉着）

位于视网膜深层（外丛状层）的高反射信号，呈颗粒状，密而厚的脂质沉着可以在其下方出现光学阴影

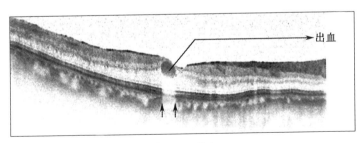

出血

图5-12　出血

视网膜内的高反射信号，呈团状，下方有阴影和屏蔽效应

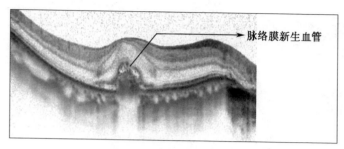

图5-13 脉络膜新生血管

色素上皮层连续性破坏，局部有增厚隆起、内部不太均匀的高反射病灶，旁边有视网膜积液

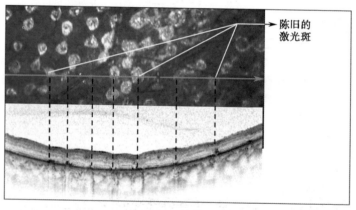

图5-14 色素增殖

视网膜上陈旧的激光斑，中间有色素增殖，OCT相对应的部位色素上皮层表现出局部增厚，反射增强

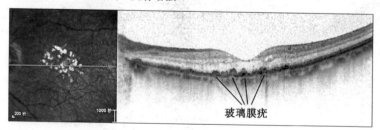

图5-15 玻璃膜疣

色素上皮水平可见多个驼峰样的隆起，为中反射信号病灶

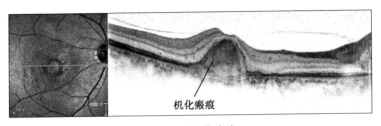

图 5-16　机化瘢痕

脉络膜新生血管 PDT 治疗后，较为均匀的高反射病灶，周围视网膜无积液

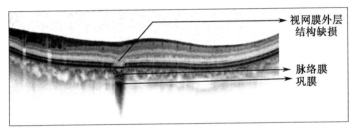

图 5-17　光穿透

视网膜外层结构缺损（外丛状层、外界膜、IS/OS 反射光带不连续，外核层明显萎缩），导致其下方的脉络膜和巩膜的反射增强

几种常见病理改变的 OCT 影像鉴别：

1. 视网膜表面膜与玻璃体后界膜（表 5-1）；

2. 浆液性视网膜神经感觉层脱离与浆液性视网膜色素上皮层脱离（表 5-2）；

3. 浆液性、出血性、渗出性视网膜神经感觉层脱离（表 5-3）；

4. 浆液性、出血性、纤维血管性视网膜色素上皮层脱离（PED）（表 5-4）；

5. 视网膜劈裂与视网膜脱离（表 5-5）；

6. 出血与硬性渗出（表 5-6）；

7. 玻璃膜疣与小的脉络膜新生血管（表 5-7）；

8. 脉络膜新生血管与机化瘢痕（表 5-8）。

表5-1 视网膜表面膜与玻璃体后界膜的鉴别

OCT 表现	视网膜表面膜	玻璃体后界膜
相似点	均出现在视网膜表面，呈细线状	
鉴别点	线状，有时比较粗，比较直 与视网膜表面粘连 有明显的牵引感	比较纤细，有时弯曲 内侧有玻璃体皮质的低反射， 外侧与视网膜之间有光学空腔
	中高反射信号	中低反射信号
	视网膜表面皱褶	视网膜表面光滑

表5-2 浆液性视网膜神经感觉层与色素上皮层脱离的鉴别

OCT 表现	浆液性神经感觉层脱离	浆液性色素上皮层脱离
相似点	均出现视网膜隆起，出现无反射的液性光学空腔	
鉴别点	只有神经感觉层的隆起 色素上皮层保持在原位 液性空腔位于两层之间	神经感觉层与色素上皮层 一起隆起 液性空腔位于色素上皮层下
	脱离角度小	脱离角度大

表5-3 浆液性、出血性、渗出性视网膜神经感觉层脱离的鉴别

OCT 表现	浆液性视网膜 神经感觉层脱离	出血性视网膜 神经感觉层脱离	渗出性视网膜 神经感觉层脱离
相似点	均出现视网膜神经感觉层的隆起、脱离		
鉴别点	脱离的下方为液性 无反射光学空腔	脱离下方有高反射 信号	反射信号介于前两 者之间
	对下方组织没有遮 蔽效应	对下方组织有遮蔽 效应	介于前两者之间
	色素上皮清晰可见	色素上皮有时不可 见	色素上皮可见

表 5-4　浆液性、出血性、纤维血管性视网膜色素
上皮层脱离(PED)的鉴别

OCT 表现	浆液性 PED	出血性 PED	纤维血管性 PED
相似点	均出现视网膜色素上皮层的隆起、脱离		
鉴别点	RPE 条带拱形隆起条带变细、光滑反射增强	RPE 条带拱形隆起条带变细、光滑反射增强	RPE 条带扁平隆起可出现增厚、不均匀、不光滑、不连续中、高反射信号
	脱离的下方为液性无反射光学空腔	脱离下方有中高反射信号	病灶内部信号不均匀
	对下方组织没有遮蔽效应	对下方组织有明显遮蔽效应	对下方组织有遮蔽效应
	有时可见完整的 Bruch 膜	看不到 Bruch 膜	通常看不到 Bruch 膜

表 5-5　视网膜劈裂与视网膜脱离的鉴别

OCT 表现	视网膜劈裂	视网膜脱离
相似点	均出现视网膜总体厚度增加,出现低反射腔隙	
鉴别点	低反射腔隙位于视网膜层间	低反射腔隙位于视网膜神经感觉层下
	腔隙内存在柱状连接	腔隙内没有柱状连接

表 5-6　出血与硬性渗出的鉴别

OCT 表现	出血	硬渗(脂质沉着)
相似点	均表现为高反射信号,可出现光学阴影和屏蔽效应	
鉴别点	可位于视网膜前、内、下也可位于色素上皮下	多位于深层视网膜外丛状层居多
	团状	点状、颗粒状较多时可融合在一起
	屏蔽效应非常明显	屏蔽效应量少时无,量多时有

表5-7　玻璃膜疣与小的脉络膜新生血管的鉴别

OCT 表现	玻璃膜疣	小的脉络膜新生血管
相似点	均表现为色素上皮层附近的中高反射信号	
鉴别点	通常多个，呈驼峰状	一般单个
	色素上皮隆起，小脱离 连续性不破坏	色素上皮增厚，隆起 通常连续性破坏
	脱离下方中等反射信号	中高反射信号
	有时可见完整的 Bruch 膜	通常看不到 Bruch 膜

表5-8　脉络膜新生血管与机化瘢痕的鉴别

OCT 表现	脉络膜新生血管	机化瘢痕
相似点	均表现为高反射信号	
鉴别点	中高反射信号	高反射信号
	病灶内部信号不均匀	病灶内部信号相对均匀、致密
	病灶边界有时不清	病灶边界相对清晰
	病灶周围常有出血渗出和积液 邻居组织水肿增厚	病灶周围少有出血和积液 常伴邻近组织的萎缩和变薄

　　各种眼底疾病既有个性又有共性，一方面某一特定的疾病可以具有独特的病理改变，另一方面某一病理改变又可以出现在很多疾病中，研究眼底疾病就是要研究这些疾病的病理，而OCT 为此提供了绝无仅有的独特便利，让我们在活体的状态下捕获组织病理改变的信息。

　　本章节重点描述了一些常见病理改变所导致的异常 OCT 影像及影像鉴别，但是上述的病理改变并不具有排他性，在同一疾病中有时几种病理改变同时并存，鉴别相当困难，所以不能单独依靠 OCT 的影像，而应结合患者的病史、病程、眼底镜检查以及眼底彩照、血管造影等其他影像技术，综合分析，逻辑推理，最后做出正确的诊断。在下面的章节中我们将分别阐述各种常见眼底病的 OCT 特征。

第六章

黄 斑 疾 病

（一）年龄相关性黄斑变性

【疾病概要】

（1）年龄大于 50 岁，双眼发病率 43%，与年龄、遗传、吸烟、营养、光损伤等多种因素有关。可导致不可逆的中心视力下降。

（2）病变首先累及黄斑区视网膜色素上皮、Bruch 膜及脉络膜毛细血管。可以出现玻璃膜疣、色素上皮萎缩、脉络膜新生血管（CNV）等病理改变。

（3）病变分两种类型：

1）非渗出性，或称干性、萎缩性：

病变特征：硬性、软性玻璃膜疣，色素上皮色素脱失与增殖、色素紊乱，视网膜脉络膜地图样萎缩。

2）渗出性，或称湿性、新生血管性：

病变特征：脉络膜新生血管，视网膜水肿、出血、渗出，机化瘢痕，盘状变性。

（4）新生血管性 AMD 的特殊亚型：

1）息肉样脉络膜血管病变（PCV）：

病变特征：脉络膜异常的分支血管网，末端息肉样膨隆的病灶。血液浆液性色素上皮和（或）神经感觉层脱离。出血量过多时可导致玻璃体积血。

2）视网膜血管瘤样增生（RAP）：

病变特征：视网膜内深层毛细血管瘤样增生，视网膜 - 视网膜血管吻合，视网膜 - 脉络膜血管吻合。

【OCT 特征】

（1）玻璃膜疣：硬性玻璃膜疣为多个小的色素上皮隆起，反射增强。软性玻璃膜疣为多个大小不等、驼峰状的色素上皮隆起（小的 PED），较大的为融合病灶，脱离的色素上皮下方可见中等反射信号，并且可见纤细的连续的 Bruch 膜。

（2）萎缩病灶：视网膜外层结构萎缩，脉络膜毛细血管、色素上皮、IS/OS、外核层等反射光带部分或全部消失，视网膜变薄。

（3）脉络膜新生血管：色素上皮层增厚、隆起、连续性破坏，反射增强。纤维血管性 PED。周围组织可以出现视网膜下或色素上皮下出血，视网膜层间或视网膜下积液。

（4）PCV：分支状血管网 OCT 表现为色素上皮层反射带结节状，或有双层征；息肉样病灶表现为色素上皮呈陡峭的穹隆状隆起，顶部比较尖，色素上皮高反射，其下方中等反射，病灶旁边有时可见血液浆液性色素上皮脱离。

（5）RAP：色素上皮脱离，病灶处色素上皮反射条带中断。

【典型病例】

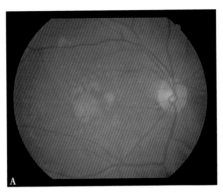

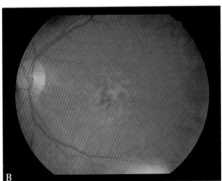

图 6-1（1）　干性 AMD（眼底彩照）

患者为女性，64 岁，双眼视力模糊 2 年。视力：右眼：0.8，左眼：1.0。眼底彩照显示双眼后极部大量黄色软性玻璃膜疣，且部分融合。（A：右眼，B：左眼）

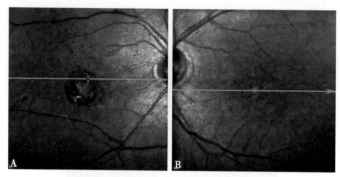

图 6-1(2) 干性 AMD（红外影像）

上述患者的红外影像（A: 右眼，B: 左眼），绿线为 OCT 扫描线

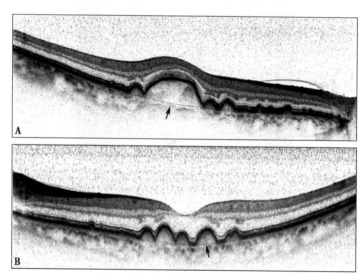

图 6-1(3) 干性 AMD（OCT 影像）

上述患者的 OCT 影像（A: 右眼，B: 左眼），双眼 OCT 显示软性玻璃膜疣为多个大小不等的驼峰样的色素上皮脱离，其下方中等反射信号，并在脱离处可见纤细的 Bruch 膜反射条带（黑色箭头）

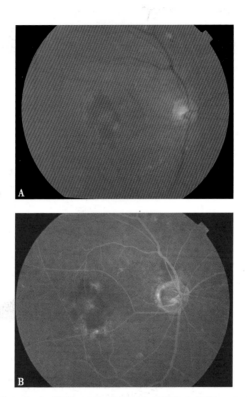

图 6-1（4） 湿性 AMD（渗出性或新生血管性 AMD）
患者为男性，83 岁，右眼视力下降 3 月，左眼视力下
降 9 月，右眼视力：0.5，左眼视力：指数／眼前。右眼
眼底彩照（图 A）显示黄斑出血，FFA（图 B）可见荧
光渗漏

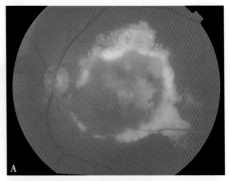

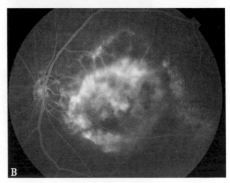

图 6-1(5) 湿性 AMD(渗出性或新生血管性 AMD)
上述患者的左眼彩照(图A)显示视网膜水肿,大量环形的脂质沉着。FFA 影像(图 B)显示荧光渗漏和晚期的积存

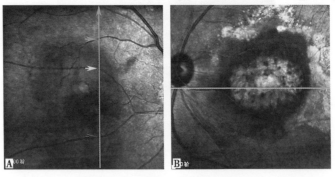

图 6-1(6) 湿性 AMD(红外影像)
上述患者的红外影像(A:右眼,B:左眼),绿线为 OCT 扫描线

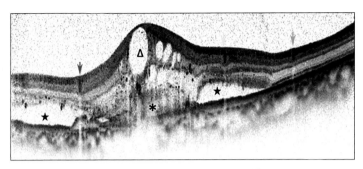

图6-1(7) 湿性 AMD（OCT 影像）

该患者右眼经上述扫描线获取的 OCT 影像，显示色素上皮连续性破坏，局部隆起呈中等反射（黑色星号），病灶上方可见囊样水肿（黑色三角），两侧可见视网膜下积液（黑色五角星）。红、黄、蓝色箭头分别对应红外影像中的血管

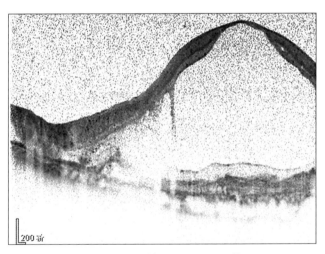

图6-1(8) 湿性 AMD（OCT 影像）

该患者左眼经上述扫描线获取的 OCT 影像，可见视网膜高度隆起，水肿，层间积液

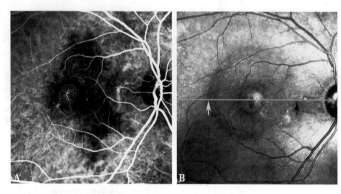

图 6-1(9) 湿性 AMD(典型 CNV)

患者男性,58 岁,右眼视物扭曲变形、视力下降 2 月,右眼视力:
0.5。ICGA 检查(图 A)清晰显示黄斑区 CNV 的血管形态(红色
箭头),红外影像(图 B)显示神经感觉层和色素上皮层的脱离(黄
色和黑色箭头),以及中间圆形的病灶(红色星号)。绿色长线条为
OCT 扫描部位,绿色短箭头所指为扫描经过的视网膜血管

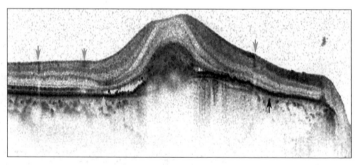

图 6-1(10) 湿性 AMD(典型 CNV)

上述患者的 OCT 影像。显示色素上皮隆起,连续性破坏,CNV 表现
为中高反射信号并突破了色素上皮长到感觉神经层下(红色星号),周
围视网膜水肿积液。黄色和黑色箭头分别对应神经感觉层和色素上
皮层的脱离,绿色短箭头所指为扫描经过的视网膜血管

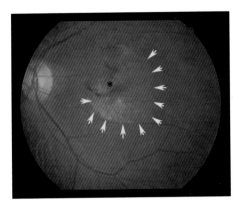

图 6-1(11) 湿性 AMD(萎缩性改变)
老年男性患者,病程 2 年。左眼眼底彩照显示黄斑区青灰色隆起病灶(黑色星号),病灶边缘及表面小片出血(红色箭头),病灶颞侧及下方可见萎缩区(黄色箭头所围)

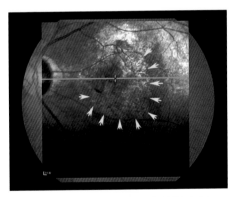

图 6-1(12) 湿性 AMD(萎缩性改变)
该患者左眼眼底所对应的红外影像,黄色箭头所围绕的是萎缩区,绿线为 OCT 扫描线

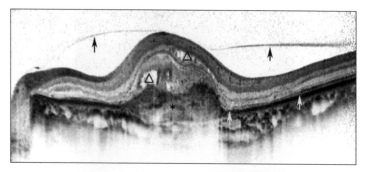

图 6-1(13)　湿性 AMD（萎缩性改变）

该患者的 OCT 影像显示色素上皮连续性破坏，局部增厚隆起，反射增强（黑色星号），病灶表面可见内颗粒层和外颗粒层内不同层次的视网膜层间积液（黑色三角），颞侧（黄色箭头之间）可见外颗粒层、外界膜、IS/OS、RPE 等反射带变窄、反射减弱及消失，意味着视网膜外层结构萎缩，病变范围与眼底彩照和红外影像相对应。黑色箭头所指为玻璃体后界膜

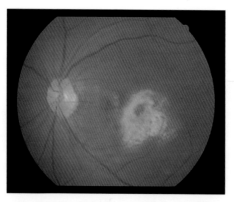

图 6-1(14)　湿性 AMD 晚期（机化瘢痕）

患者老年女性，病程 3 年。左眼眼底彩照显示黄斑区黄白色机化瘢痕及萎缩灶

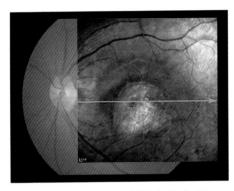

图 6-1(15) AMD 晚期（机化瘢痕）

该患者左眼眼底所对应的红外影像，绿线为
OCT 扫描线

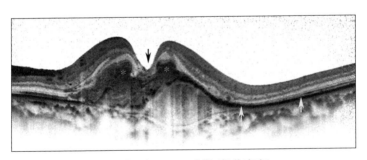

图 6-1(16) AMD 晚期（机化瘢痕）

该患者 OCT 影像显示色素上皮隆起，连续性破坏，并且可以看到边缘
锐利的致密高反射机化病灶（红色星号），无视网膜层间积液，由于瘢
痕收缩，被机化病灶顶起的视网膜中央出现形态不同于正常黄斑中心
凹的凹陷（黑色箭头），病灶颞侧（黄色箭头之间）可见外层视网膜萎缩

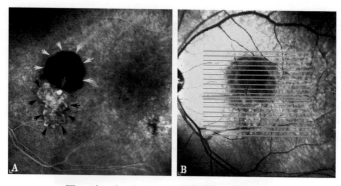

图 6-1(17) 息肉样脉络膜血管病变(PCV)

患者女性 65 岁，左眼视物变形 2 月。ICGA 影像(图 A)显示异常的脉络膜血管网在晚期显示斑状荧染(黑色箭头所围绕)，边缘可见一圆形高荧光的息肉样病灶(红色箭头)，病灶旁是浆液性的色素上皮脱离(黄色箭头所围绕)。眼底红外影像(图 B)显示 OCT 扫描区域以及经过息肉样病灶(红色箭头)的扫描线

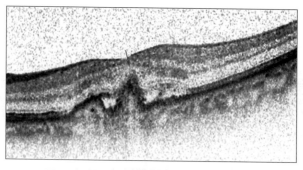

图 6-1(18) 息肉样脉络膜血管病变(PCV)

该患者的 OCT 影像显示，息肉样病灶(红色箭头)为色素上皮呈陡峭的穹隆状隆起，顶部比较尖，色素上皮高反射，其下方中等反射。病灶的鼻侧有纤维血管性色素上皮脱离(黑色星号)，颞侧有神经感觉层的脱离(红色星号)

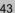

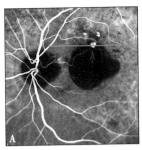
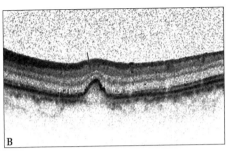

图 6-1(19) 息肉样脉络膜血管病变（PCV）

患者男性 80 岁，左眼视力：0.5。左眼 ICGA（图 A）显示黄斑上方多个息肉样病灶，病灶下方为浆液性色素上皮脱离。图 B 为经过息肉样病灶（红色箭头）扫描的 OCT 影像（绿线为扫描线），病灶表现为色素上皮呈陡峭的穹隆状隆起（红色箭头），顶部比较尖

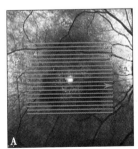
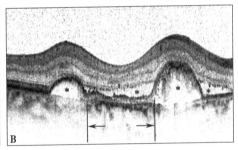

图 6-1(20) 息肉样脉络膜血管病变（PCV）

患者女性 63 岁，右眼红外影像（图 A）显示 OCT 扫描部位，经过异常脉络膜血管网的 OCT 影像（图 B）显示"双层征"（红色箭头所示区域），由浅脱离的色素上皮和下方脉络膜血管两条高反射带组成，两层之间为中等反射信号。图中异常脉络膜血管网的两侧为浆液、血液性色素上皮脱离（黑色星号），视网膜下有积液（红色星号）

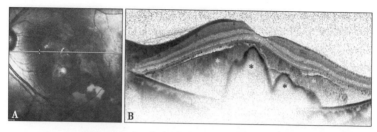

图 6-1(21) 息肉样脉络膜血管病变(PCV)

老年男性患者，左眼视力突降 1 周。左眼眼底可见后极部大量视网膜下
出血。图 A 为红外影像并显示 OCT 扫描部位，图 B 为 OCT 影像显示：
①神经感觉层脱离，其下方有高反射信号的出血(黄色星号)和低反射信
号的浆液。②不规则的色素上皮层脱离，其下方有中高反射信号的出血
(红色星号)。因此 OCT 可以显示出不同层次的视网膜下出血，并证实该
PCV 患者存在血液浆液性神经感觉层和色素上皮层的脱离

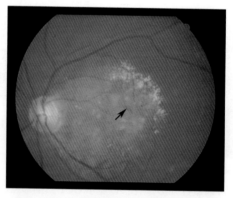

图 6-1(22) 视网膜瘤样血管增生(RAP)

患者女性 78 岁，左眼视力下降 4 月，左眼视
力：0.4。左眼眼底可见黄斑水肿及硬性渗出
(脂质沉着)，小片视网膜出血(黑色箭头)

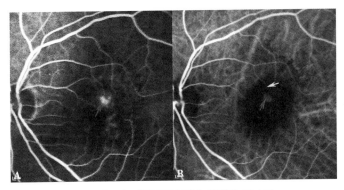

图 6-1(23) 视网膜瘤样血管增生（RAP）

上述患者的 FFA＋ICGA 同步造影显示：FFA 早期（图 A）可见黄斑区色素上皮损害，黄斑中心凹上方有一高荧光渗漏病灶（红色箭头）；ICGA 早期（图 B）可见相对于的部位为一类圆形瘤样高荧病灶（红色箭头），并且与上方的视网膜小动脉吻合（黄色箭头）

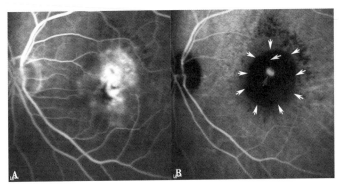

图 6-1(24) 视网膜瘤样血管增生（RAP）

上述患者的 FFA＋ICGA 同步造影晚期，FFA（图 A）可见荧光渗漏和积存，黄斑囊样水肿。ICGA（图 B）可见瘤样病灶轻度渗漏（红色箭头），与之吻合的视网膜小动脉依然可辨（黄色箭头），病灶周围是色素上皮脱离所造成的荧光遮蔽（白色箭头所围绕）

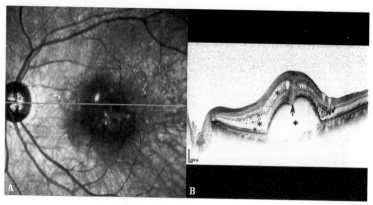

图 6-1(25)　视网膜瘤样血管增生(RAP)

上述患者的眼底红外影像(图 A)和 OCT 扫描影像(图 B)。经过病灶的
OCT 扫描(绿色扫描线)显示色素上皮脱离(黑色星号),视网膜血管吻合
处(红色箭头)色素上皮反射带中断。该病变周围的视网膜层间及视网膜
下均有积液(红色星号),颞侧视网膜深层的颗粒状高反射信号为脂质沉
着(黄色箭头)

(二)其他原因引起的脉络膜新生血管

【疾病概要】

(1)除湿性渗出性年龄相关性黄斑变性外,病理性近视、感
染(结核、梅毒、弓形虫、组织胞浆菌病等)、外伤(脉络膜裂伤、
医源性外伤如视网膜激光后)、肿瘤(脉络膜骨瘤等)、血管样条
纹症、Best 病等等亦可引起脉络膜新生血管的生长。不能明确
病因者称特发性脉络膜新生血管。

(2)新生的血管来源于脉络膜,突破了 Bruch 膜进入色素
上皮或神经感觉层下,导致反复出血、渗出、机化以及瘢痕形
成,严重影响患者的中心视力。

(3)新生血管生成因子和抑制因子动态平衡的失调是产生
新生血管的关键。

(4)此类疾病所以引起的脉络膜新生血管相对渗出性 AMD,
更多表现为典型 CNV。

【OCT 特征】

（1）典型 CNV 改变。色素上皮层局部增厚隆起，连续性破坏，反射增强。周围组织可以出现出血、水肿和渗出。

（2）原发疾病的特征性改变。

【典型病例】

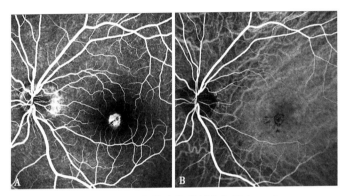

图 6-2（1） 特发性脉络膜新生血管（CNV）

患者女性 18 岁，左眼视物扭曲变形 2 周，矫正视力 0.8。FFA 检查（A）显示黄斑区一类圆形高荧光渗漏病灶，ICGA 检查（B）显示在黄斑区对应的部位，亦可发现一高荧光病灶，但渗漏没有 FFA 明显

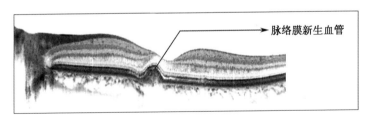

脉络膜新生血管

图 6-2（2） 特发性脉络膜新生血管（CNV）

该患者 OCT 检查显示，色素上皮局部增厚隆起。病灶上方的 IS/OS、外界膜及外核层依然存在，所以患者还保持着尚好的矫正视力

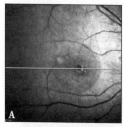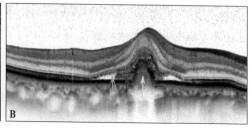

图 6-2(3)　弓形虫性视网膜脉络膜炎，继发 CNV

患者女性 23 岁，右眼视物变形扭曲 2 周，弓形体抗体 IgM 阳性。右眼眼底可见黄斑区隆起性病灶周围视网膜水肿。图 A 为红外影像显示 OCT 扫描的部位（绿线）。图 B 为经过病灶扫描获得的 OCT 影像，CNV 表现为色素上皮反射带局部隆起，连续性破坏，其下方中等反射（黄色箭头），视网膜下出血为中高反射（红色箭头），视网膜下积液为低反射（蓝色箭头）

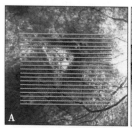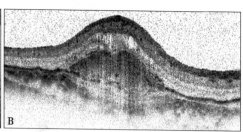

图 6-2(4)　结核性视网膜脉络膜炎，继发 CNV

患者女性 46 岁，肺结核且双眼结核感染性脉络膜炎，右眼黄斑区继发脉络膜新生血管。图 A 为右眼底红外影像显示 OCT 扫描范围（绿线）。图 B 为 OCT 影像显示该患眼色素上皮反射带不连续，局部增厚隆起呈高反射病灶（红色星号），视网膜层间积液（蓝色星号）

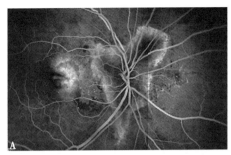

图 6-2(5)　血管样条纹症，继发 CNV

患者女性 53 岁。双眼 FFA 检查显示黄斑区色素上皮损害且伴活动性渗漏病灶，视盘周围萎缩灶并沿血管发射出多条透荧线条。图 A 为右眼，图 B 为左眼

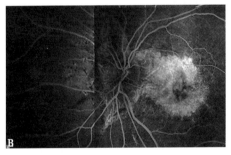

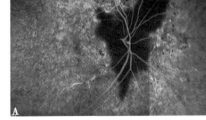

图 6-2(6)　血管样条纹症，继发 CNV

上述患者的双眼 ICGA 影像，视盘及周围萎缩病灶表现为低荧光，由此放射状发出的条纹表现为非常清晰的条状高荧，条纹所经过的黄斑区可见高荧渗漏的 CNV 病灶。图 A 为右眼，图 B 为左眼

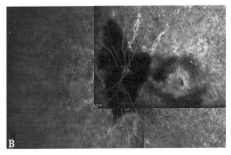

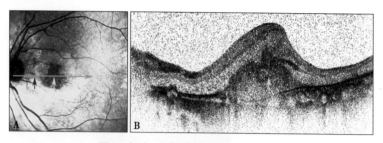

图6-2(7) 血管样条纹症,继发CNV

上述患者左眼经过血管样条纹和CNV的OCT扫描影像,条纹表现为局部色素上皮小的隆起(红色箭头),CNV表现为色素上皮连续性破坏,增厚隆起的高反射病灶(黄色箭头)

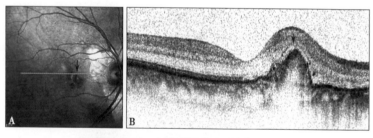

图6-2(8) 血管样条纹症,继发CNV

上述患者右眼经CNV的OCT扫描影像,红色箭头为CNV

(三)中心性浆液性脉络膜视网膜病变

【疾病概要】

(1)多见于中青年男性,A型性格,可双眼发病。表现为中心视力下降、视物变形、暗影等。有自愈倾向,但也有40%~50%的复发率。

（2）与精神紧张、交感兴奋、循环皮质醇和肾上腺素水平升高有关。

（3）主要病理改变为：脉络膜毛细血管部分闭塞，邻近血管扩张渗漏，局部压力增高，继而造成其上方的色素上皮损害，浆液性色素上皮脱离，甚至紧密连接破坏，渗漏的液体进入神经感觉视网膜下，造成局部的浆液性视网膜脱离。

【OCT特征】

（1）浆液性色素上皮和（或）神经感觉视网膜的脱离。

（2）神经感觉层浆液性脱离的早期，视细胞外节末端表面光滑而平整，浆液性脱离区内清澈而无反射信号；随着病程延长，视细胞外节末端表面反射增强，外节膜盘脱落，浆液性脱离区出现点状或颗粒状的中高反射信号。

（3）病程迁延的慢性患者可出现色素上皮萎缩、IS/OS消失等外层视网膜结构的改变。

【典型病例】

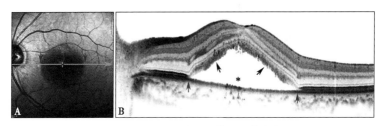

图 6-3(1)　中心性浆液性脉络膜视网膜病变（CSCR）
患者男性30岁，左眼视物变暗1周。眼底红外影像（图A）显示后极部圆形浆液性脱离（红色箭头）及OCT扫描部位（绿色扫描线）。OCT影像（图B）显示对应区域（红色箭头）视网膜神经感觉层浆液性的脱离（黑色星号），脱离处的视细胞外节端反射增强（黑色箭头）

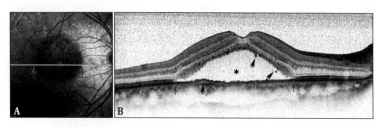

图 6-3(2) 中心性浆液性脉络膜视网膜病变(CSCR)

患者女性 35 岁,右眼视力下降 10 余天。眼底红外影像(图 A)显示后极部视网膜浆液性脱离(红色箭头)及 OCT 扫描部位(绿色扫描线)。OCT 影像(图 B)显示对应区域(红色箭头)视网膜神经感觉层浆液性脱离(黑色星号)及其下方扁平的色素上皮层隆起(黑色粗箭头),视细胞外节膜盘脱落呈现颗粒状中高反射信号(黑色细箭头)

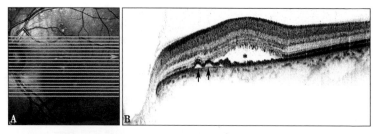

图 6-3(3) 中心性浆液性脉络膜视网膜病变(CSCR)

患者男性 45 岁,左眼视力下降 3 周。眼底红外影像(图 A)显示后极部色素上皮损害及 OCT 扫描区域。OCT 影像(图 B)显示浆液性神经感觉层脱离(黑色星号)和浆液性色素上皮层脱离(黑色箭头)

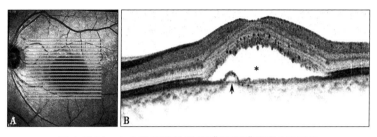

图 6-3(4) 中心性浆液性脉络膜视网膜病变(CSCR)

患者男性 33 岁,左眼视物变暗一个月。眼底红外影像(图 A)显示 OCT
扫描区域。OCT 影像(图 B)显示:①浆液性神经感觉层脱离(黑色星号),
脱离处的视细胞外节端反射紊乱,外节有脱落;②浆液性色素上皮层脱
离,脱离下方可见 Bruch 膜(黑色箭头)

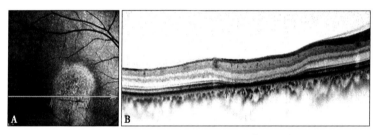

图 6-3(5) 陈旧性中心性浆液性脉络膜视网膜病变

患者男性 48 岁,有慢性中心性浆液性脉络膜视网膜病变病史。右眼红外
影像(图 A)显示黄斑区色素上皮损害,下方有色素上皮萎缩轨迹(tracks)
(红色箭头)。经过此处的 OCT 扫描(图 B)显示外层视网膜结构如外核
层、外界膜、IS/OS 等光反射带的变窄和消失(红色箭头区域)

(四)玻璃体黄斑牵引

【疾病概要】

(1)多于老年发病,无性别差异。

(2)玻璃体不完全的后脱离,持续黄斑牵引。

(3)造成黄斑水肿、黄斑裂孔、视网膜劈裂、局部视网膜脱
离等,并可导致视物扭曲变形、视力下降。

【OCT 特征】

（1）玻璃体在黄斑处粘连，并牵引黄斑。

（2）有时可见黄斑部视网膜内和（或）视网膜下积液、黄斑部视网膜感觉神经层全层或部分断裂（全层裂孔或半穿孔）。

【典型病例】

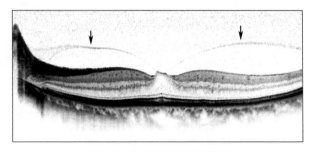

图 6-4(1)　玻璃体黄斑牵引

男性 58 岁，左眼视力：0.8，无任何不适症状。经黄斑的 OCT 扫描显示部分玻璃体后脱离，可见玻璃体后界膜（黑色箭头），视盘及黄斑处未分离，黄斑被牵引，失去正常中心凹的形态

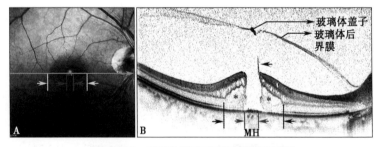

图 6-4(2)　玻璃体黄斑牵引导致黄斑裂孔

患者男性 56 岁，右眼视物变形视力下降半年，左眼视力：0.1。眼底红外影像（图 A）显示黄斑裂孔（红色箭头区域）及视网膜水肿（黄色箭头区域），绿线为 OCT 扫描线。经过此黄斑裂孔的 OCT 扫描影像（图 B）显示：①玻璃体部分后脱离，视盘处尚未分离；②黄斑处已分离并被牵拉出（黑色粗箭头）黄斑裂孔；③裂孔周围视网膜水肿（红色星号），范围与眼底红外影像相对应

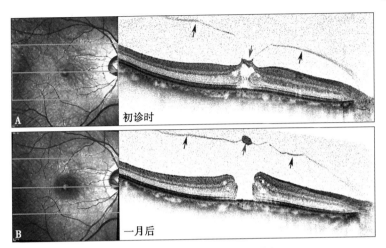

图6-4(3) 玻璃体黄斑牵引综合征

患者女性64岁,右眼视物变形3个月。图A为初诊时右眼OCT扫描的部位及影像,显示玻璃体不完全后脱离,脱离处可见玻璃体后界膜(黑色箭头),黄斑处尚未脱离,存在玻璃体粘连和牵引(红色箭头),并导致视网膜水肿,层间积液。图B为该患者1个月后右眼随诊时的OCT影像,此时玻璃体在黄斑处也发生了后脱离,但是部分视网膜组织粘连在玻璃体后界膜上(红色箭头),形成了有盖的黄斑裂孔

(五)黄斑裂孔

【疾病概要】

(1)女性多见,平均发病年龄60岁,通常单眼发病。

(2)少数与外伤有关,大多数为特发性黄斑裂孔,与异常的玻璃体黄斑牵引有关。

(3)为黄斑区视网膜神经感觉层(内界膜到外核层)全层或部分的组织缺失。造成中心暗点、视物变形、视力下降等。

(4)GASS分型:

1期 没有玻璃体后脱离(PVD)。黄斑中心凹脱离但未形成全层裂孔。

(a)黄色斑点,中心凹消失。

（b）黄色环，中心凹消失。

2 期　全层裂孔＜400μm，没有 PVD。

3 期　全层裂孔＞400μm，没有 PVD。玻璃体黄斑粘连牵引。

4 期　全层裂孔＞400μm，完全 PVD，玻璃体与黄斑和视盘均分离，出现 Weiss 环。

【OCT 特征】

（1）玻璃体视网膜界面：粘连、牵引、部分或全部玻璃体后脱离（PVD）。

（2）视网膜神经感觉层：水肿、积液、增厚；视网膜组织部分或全层缺损；局部视网膜脱离。

【典型病例】

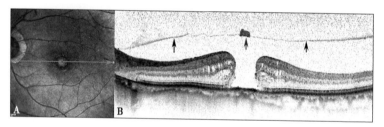

图 6-5(1)　黄斑裂孔

老年女性患者左眼的红外影像（图 A）和 OCT 扫描影像（图 B），显示黄斑全层裂孔，玻璃体后脱离，可见玻璃体后界膜（黑色箭头）和玻璃体盖子（红色箭头）

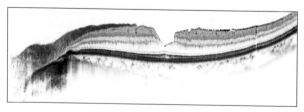

图 6-5(2)　黄斑假孔

老年女性患者，左眼黄斑前膜术后。黄斑中心凹失去正常的形态，看似板层裂孔，但实际上视网膜组织连续无缺损。OCT 可以帮助鉴别真假裂孔

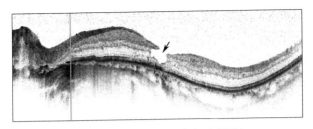

图 6-5(3) 黄斑板层裂孔（内层孔）

老年男性患者，左眼 OCT 显示视网膜神经感觉层的内层组织不连续（黑色箭头），外层尚有部分组织存在（红色箭头）

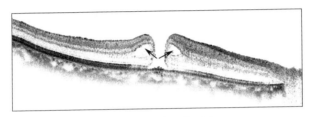

图 6-5(4) 黄斑全层孔

老年女性患者，右眼 OCT 显示黄斑处视网膜神经感觉层全层断裂，裂孔边缘的视网膜外丛状层有液体积聚（黑色箭头），形成囊样水肿

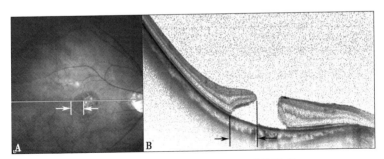

图 6-5(5) 黄斑裂孔 局部视网膜浅脱离

老年女性患者的右眼红外影像（图 A）显示黄斑中心凹处色素改变，周围有一圈水肿环（白色箭头之间），而 OCT 扫描影像（图 B）显示黄斑处视网膜神经感觉层全层断裂，孔的颞侧视网膜为局限性浅脱离（黑色箭头之间）

（六）黄斑前膜

【疾病概要】

（1）多见于老年患者。为胶原细胞在中心视网膜（黄斑）内表面聚集增殖，形成无血管的纤维细胞膜，膜的收缩可造成视觉障碍、视物变形等。

（2）表面膜的形成常常与其他眼底疾病有关，如视网膜血管阻塞性疾病、眼部炎症、病理性近视、玻璃体后脱离、视网膜脱离术后等。

【OCT 特征】

（1）黄斑部视网膜内表面线状的高反射信号条带。

（2）同时可以观察到视网膜表面皱褶、视网膜增厚、黄斑水肿、黄斑假孔（看似板层裂孔但光感受器层完整）、黄斑裂孔、玻璃体视网膜牵引等改变。

【典型病例】

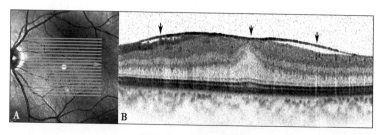

图 6-6（1） 黄斑前膜

患者男性 53 岁，左眼视力模糊 2 个月。左眼底红外影像（图 A）显示扫描区域，OCT 影像（图 B）显示视网膜表面可见线状高反射信号（黑色箭头），黄斑中心凹增厚，失去正常形态

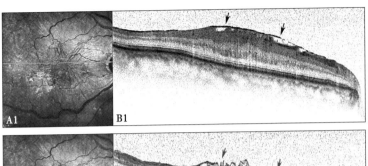

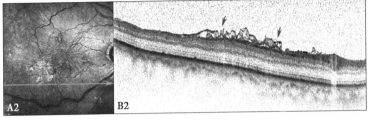

图 6-6(2)　黄斑前膜

老年男性患者，右眼视力下降半年。眼底红外影像（图 A1，图 A2）可见后极部视网膜呈放射状皱褶。经黄斑上方的 OCT 扫描（图 B1）显示视网膜增厚，表面线状高反射信号（黑色箭头）；经黄斑下方的 OCT 扫描（图 B2）显示视网膜表面线团状高反射（红色箭头）

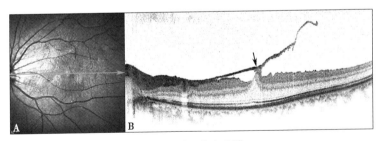

图 6-6(3)　黄斑前膜

老年女性患者，左眼视物变形 3 个月。左眼红外影像（图 A）显示 OCT 扫描部位。OCT 影像（图 B）显示黄斑表面高反射线条，黄斑中心凹处粘连、牵引（黑色箭头），失去正常的黄斑中心凹形态

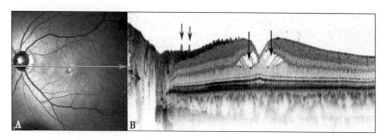

图 6-6(4)　黄斑前膜

中年女性患者,左眼视力模糊 2 个月。左眼眼底红外影像(图 A)及 OCT
扫描影像(图 B)。虽然经黄斑中心凹的 OCT 扫描未显示前膜,但可以看
到视网膜表面皱褶(红色箭头),外丛状层的积液,囊样水肿形成趋势(黑
色箭头),因此依然可以推测存在黄斑前膜

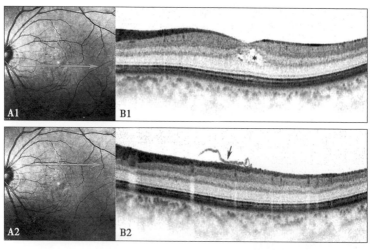

图 6-6(5)　黄斑前膜

患者女性 37 岁,左眼视物模糊轻度变形 1 个月,左眼视力:0.8。经过黄斑
中心凹的 OCT 扫描(图 A1,图 B1)并未发现黄斑前膜,仅显示黄斑处外
丛状层有积液(黑色星号),但经过黄斑上方的 OCT 扫描(图 A2,图 B2)
则显示出视网膜表面膜(黑色箭头)

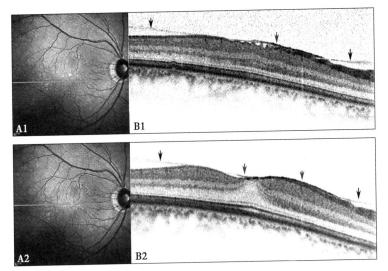

图 6-6(6) 黄斑前膜

患者男性 45 岁,体检发现右眼后极部视网膜呈放射样皱褶。经过黄斑下方的 OCT 扫描(图 A1,图 B1),可见视网膜表面出现皱褶;经过黄斑中心凹的扫描(图 A2,图 B2),可见中心凹受牵引失去正常形态。该患者玻璃体部分后脱离,可见纤细的中等反射的玻璃体后界膜(黑色箭头),但在黄斑处未分离,并且与后界膜连续的反射带在此处呈模样增厚,反射增强(红色箭头),推测为有细胞沿此界面增殖所致

第七章

病理性近视

【疾病概要】

（1）屈光不正度数大于−600度。

（2）眼轴不断延长，眼底出现退行性改变。

（3）可发生的病理改变有：玻璃体混浊、视网膜变性、视网膜裂孔、视网膜脱离、后葡萄肿、视网膜劈裂、黄斑浅脱离、黄斑裂孔、黄斑区脉络膜新生血管、黄斑出血、黄斑萎缩等等。

【OCT特征】

（1）后极部视网膜脉络膜变薄，甚至部分结构萎缩、反射信号消失。

（2）玻璃体黄斑牵引，黄斑表面膜。

（3）后极部视网膜劈裂，可出现在各个层次（内层劈裂、外层劈裂）。

（4）视网膜神经感觉层脱离。局部无孔性的黄斑浅脱离、孔源性的视网膜脱离。

（5）黄斑裂孔。黄斑假孔（内界膜增厚，黄斑看似裂孔）、黄斑内层孔（内层视网膜组织缺损）、黄斑外层孔（外层视网膜组织缺损）、黄斑全层孔（视网膜神经感觉层全层缺损）。

（6）黄斑出血。单纯性出血（视网膜内出现中高反射信号，但色素上皮反射带通常平滑无增厚，连续性不破坏）；脉络膜新生血管引起出血（视网膜内出现中高反射信号，且色素上皮反射带有增厚隆起，连续性破坏）

【典型病例】

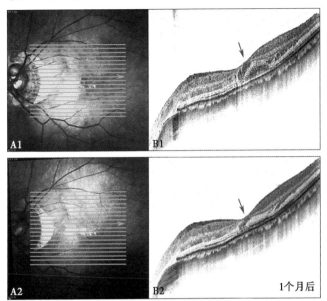

图 7-1 病理性近视,单纯性黄斑出血

患者女性 32 岁,双眼近视 −8.00D,左眼前黑影遮挡 3 天就诊。初次就诊时左眼经黄斑的 OCT 扫描(图 A1,图 B1),显示视网膜层间团状高反射信号(红色箭头),但色素上皮反射带完整而连续。1 个月后相同部位的随访扫描(图 A2,图 B2),显示原团状高反射信号大部分消失,提示出血大部分吸收

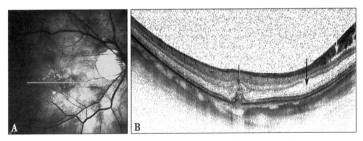

图 7-2 病理性近视,脉络膜新生血管,视网膜劈裂

患者女性 41 岁,右眼视物变形 2 周,−9.50D 矫正至 0.6。右眼红外影像(图 A)显示扫描部位,OCT 影像(图 B)显示色素上皮不连续、局部隆起的高反射 CNV 病灶(红色箭头),视网膜外层(黑色箭头)及内层(黄色箭头)劈裂

图 7-3　病理性近视，视网膜劈裂

女性 45 岁，近视 −10.00D。OCT 显示内层（黄色五角星）、外层（绿色五角星）劈裂，黄斑局部无孔性视网膜脱离（蓝色五角星）。蓝色箭头为巩膜反射带，红色箭头为脉络膜反射带，可见脉络膜极薄

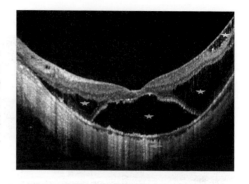

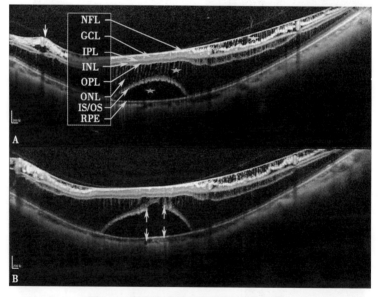

图 7-4　病理性近视，视网膜劈裂，外层孔

患者女性 46 岁，双眼近视 −8.00D，左眼后极部 OCT 扫描显示：①纤细的玻璃体后界膜（图 A，红色箭头）；②玻璃体后界膜在大血管处的粘连及牵引（图 A，白色箭头）；③多层次的劈裂，如神经纤维层劈裂（图 A，黄色五角星）、内核层劈裂（图 A，红色五角星）、外核层劈裂（图 A，绿色五角星）等；④局限性的视网膜脱离（图 A，蓝色五角星）；⑤视网膜外层裂孔（图 B，黄色箭头），并且由于上方组织缺损，下方组织反射增强

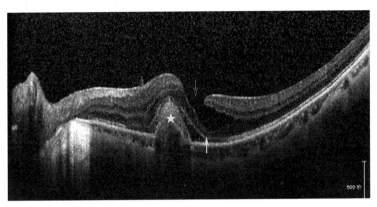

图7-5　病理性近视，脉络膜新生血管，视网膜内层孔

患者女性50岁，高度近视病史，双眼屈光 −12.00D。左眼眼底 OCT 扫描显示：①色素上皮连续性破坏、局部增厚隆起的 CNV 病灶（黄色五角星）；②视网膜神经感觉层内层组织断裂（红色箭头）；③外层组织尚存（黄色箭头）

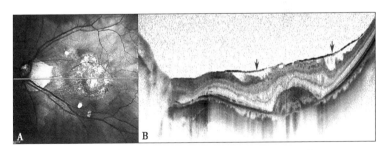

图7-6　病理性近视，脉络膜新生血管，黄斑前膜

患者女性64岁，两年前左眼曾因病理性近视、脉络膜新生血管而行光动力（PDT）。左眼 OCT 显示 CNV 机化瘢痕（红色星号），黄斑前膜（红色箭头）

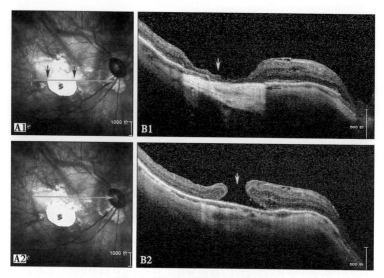

图 7-7　病理性近视，黄斑裂孔

患者女性 65 岁，右眼近视 −18.00D，眼底红外影像（图 A1）显示后极部萎缩性病灶（红色箭头），经萎缩区的 OCT 影像（图 B1）显示该处视网膜、脉络膜均萎缩变薄（黄色箭头），其下方的巩膜反射增强（红色箭头）。经黄斑中心的 OCT 扫描（图 A2，图 B2）显示该处视网膜神经感觉层全层断裂

第八章

遗传性视网膜病变

（一）Stargardt 病

【疾病概要】

（1）最常见的遗传性黄斑营养不良。约占视网膜营养不良性疾病的 7%。多为常染色体隐性遗传。*ABCA4* 基因突变。

（2）多于十几岁发病，双眼对称，无种族差异倾向。

（3）眼底特征性改变为：黄斑椭圆形萎缩区及其周围视网膜的黄白色斑点。

【OCT 特征】

（1）黄斑区病灶表现为黄斑部视网膜变薄，尤其是外层结构（感光细胞层、IS/OS、RPE）反射信号带的萎缩或消失。

（2）黄色斑点表现为色素上皮反射带局部不平整，小的高反射突起，其上方外界膜和 IS/OS 反射带可以中断。

【典型病例】

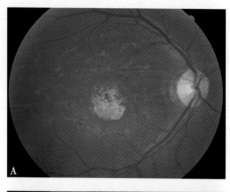

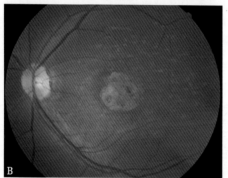

图 8-1（1） Stargardt 病

患者女性 26 岁，双眼视力下降 10 余年，右眼视力：0.2，左眼视力：0.1。双眼眼底彩照显示黄斑区萎缩性病灶及周围的黄色斑点，图 A 为右眼，图 B 为左眼

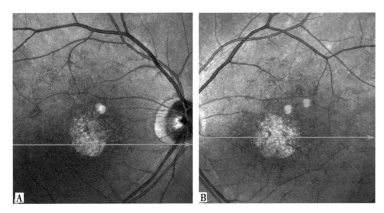

图 8-1（2）　Stargardt 病

上述患者的双眼红外影像，绿线为 OCT 扫描位置
图 A 为右眼，图 B 为左眼

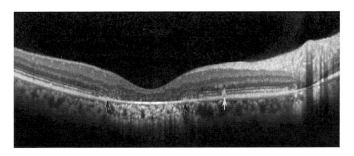

图 8-1（3）　Stargardt 病

上述患者的右眼 OCT 影像。萎缩部位的外层视网膜结构，如外丛状层、外核层、外界膜、IS/OS、色素上皮层等反射光带的变窄或消失（红色箭头之间），经黄色斑点的 OCT 扫描显示为色素上皮水平小的高反射突起（黄色箭头），其上方外界膜和 IS/OS 反射带中断

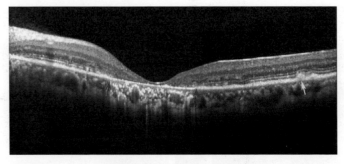

图 8-1(4) Stargardt 病

上述患者的左眼 OCT 影像。黄斑部各层结构均萎缩,黄斑中心变薄,而由于上方视网膜组织的缺损,致使下方脉络膜结构反射增强(红色箭头之间),黄色斑点表现为小的色素上皮隆起(黄色箭头),其上方外界膜和 IS/OS 反射带尚存

(二) Best 病

【疾病概要】

(1) 3~15 岁发病,常染色体显性遗传,无性别易患倾向,无种族易患倾向。无全身伴发症状。

(2) 最典型的眼底表现为黄斑区黄色或橘黄色卵黄样改变。

(3) 疾病可分为卵黄形成前期、卵黄期、假性积脓期、卵黄破裂期和萎缩期。标志性特征为各期(即使是正常携带者)均存在 EOG 的异常。

(4) 双眼发病,但双眼可以处于不同的疾病期。视力可以保持良好直至萎缩期。

(5) 主要病理改变为:脂褐质样物质在黄斑部的色素上皮细胞内、色素上皮下堆积,色素上皮细胞功能异常、变性、继而视细胞受损,视力下降。

【OCT特征】

（1）不同病变时期不同表现，从正常结构到萎缩改变。

（2）可有色素上皮层和（或）神经感觉层的隆起脱离，视网膜下积液。卵黄样物质表现为中高反射信号。

（3）萎缩期视网膜变薄、尤其是外层结构组织反射带萎缩消失。

（4）并发脉络膜新生血管时可出现色素上皮增厚隆起及邻近组织出血、积液等改变。

【典型病例】

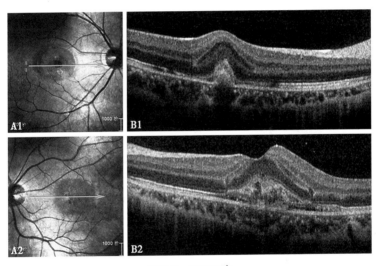

图8-2　BEST病

患者男性14岁，双眼黄斑区类圆形卵黄样病灶，EOG Arden比下降。右眼（图A1，图B1）黄斑继发脉络膜新生血管。左眼（图A2，图B2）为卵黄破裂期

（三）视网膜色素变性

【疾病概要】

（1）一组遗传性疾病，年轻时发病，男性略多，双眼对称。

（2）以进行性周边视力下降、夜盲为特征，周边视野缺损、管状视野。

（3）视细胞（先视杆、后视锥）进行性萎缩、凋亡。眼底可表现为骨细胞样色素沉着（亦有无色素型）、视网膜血管变细、视盘蜡黄或苍白、色素上皮和脉络膜毛细血管从中周部开始萎缩并逐步向后极部进展、视网膜前膜、黄斑囊样水肿等。

（4）遗传特点为：散发（45%～50%），常染色体显性遗传（20%～25%），常染色体隐性遗传（15%～20%），X 连锁隐性遗传（5%～10%）

【OCT 特征】

（1）视网膜变薄，视网膜外层结构萎缩（如外核层、IS/OS、RPE 反射带的萎缩或消失）。且病变起于周边向后极部发展。

（2）黄斑囊样水肿。

（3）视网膜前膜。

【典型病例】

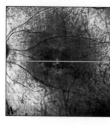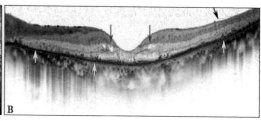

图 8-3（1） 视网膜色素变性

患者男性 26 岁，双眼夜盲。左眼 OCT 显示色素上皮萎缩（黄色箭头），周边视网膜变薄，各层结构明显萎缩（黑色箭头），黄斑区视网膜层间积液（红色箭头）

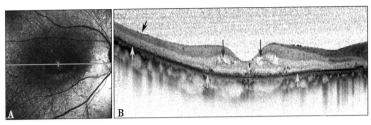

图 8-3(2) 视网膜色素变性

上述患者右眼 OCT,与左眼类似的改变,色素上皮萎缩(黄色箭头),周边视网膜各层组织萎缩(黑色箭头),黄斑水肿(红色箭头)。由于上方视网膜组织变薄,所以下方脉络膜和巩膜结构的反射增强

(四)其他视网膜营养不良性疾病

【疾病概要】

(1)其他视网膜营养不良性疾病包括:锥细胞营养不良、图案样营养不良、成人型卵黄样黄斑营养不良、漩涡状萎缩等。

(2)多为遗传性疾病、双眼发病、发病年龄有早有晚。

(3)表现为视网膜不同部位、不同程度的萎缩(如锥细胞营养不良表现为黄斑区视网膜萎缩,漩涡状萎缩首先累及中周部视网膜)。

【OCT 特征】

(1)萎缩部位的视网膜变薄、各层视网膜组织的反射带模糊不清或消失。

(2)色素上皮浅脱离或萎缩时可以看到 Bruch 膜纤细的反射带。

(3)萎缩与未萎缩的区域有明显的界限或过渡区,未完全萎缩的区域仍可保持结构完整或部分结构萎缩。

【典型病例】

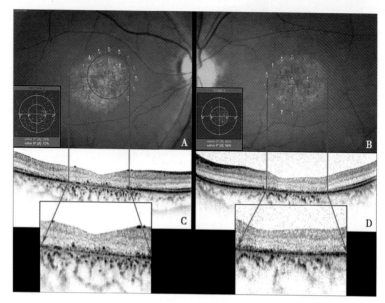

图8-4(1) 遗传性锥细胞营养不良

患者女性32岁，右眼矫正视力：0.05，左眼矫正视力：0.3。双眼微视野（图A、图B）和OCT影像（图C、图D）。右眼固视点极不稳定左眼却仍保持稳定的中心固视，OCT揭示双眼视网膜结构均紊乱，但放大影像显示右眼RPE损害较左眼更严重

图8-4(2) 成年型卵黄样黄斑变性

患者女性28岁，体检时发现双眼眼底黄斑区存在卵黄样物质。右眼眼底彩照可见黄斑中心凹下方机化瘢痕，其颞侧视网膜下卵黄样物质。A、B两线分别为OCT扫描线

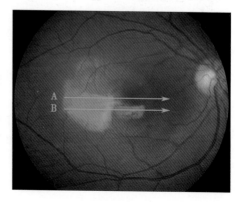

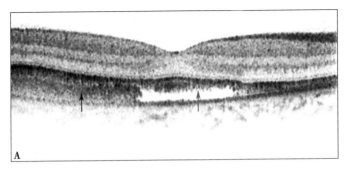

图 8-4（3）　成年型卵黄样黄斑变性

上述患者经黄斑的 OCT 扫描（A 线）显示视网膜神经感觉层浅脱离（蓝色箭头），卵黄样物质表现为中高反射信号（黑色箭头）

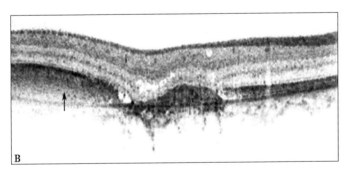

图 8-4（4）　成年型卵黄样黄斑变性

上述患者经黄斑下方疤痕处的 OCT 扫描（B 线），瘢痕表现为色素上皮层隆起的高反射信号（红色箭头），其上方的外层视网膜结构萎缩。颞侧中高反射信号（黑色箭头）为卵黄样物质

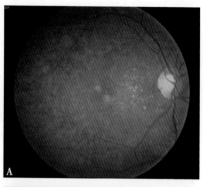

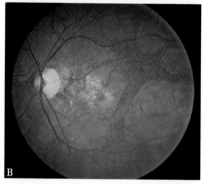

图 8-4(5) 漩涡状萎缩

患者女性 56 岁。右眼视力：0.8，左眼视力：0.25。双眼眼底彩照（右眼图 A，左眼图 B）可见多个边界清晰的漩涡状萎缩病灶

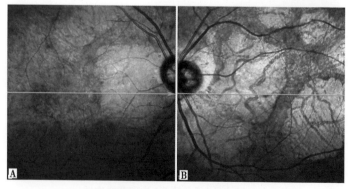

图 8-4(6) 漩涡状萎缩

上述患者的眼底红外影像（右眼图 A，左眼图 B）显示萎缩与未萎缩区界限分明。绿线为 OCT 扫描线

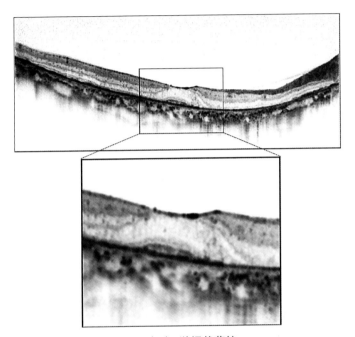

图 8-4(7)　漩涡状萎缩

上述患者的右眼 OCT 影像揭示萎缩区域视网膜外层结构反射条带变窄甚至消失,未萎缩区域外层视网膜结构依然可见。黄斑区局部放大显示,黄斑中心凹的各层结构尚存,因此患者右眼还可以保持良好的中心视力

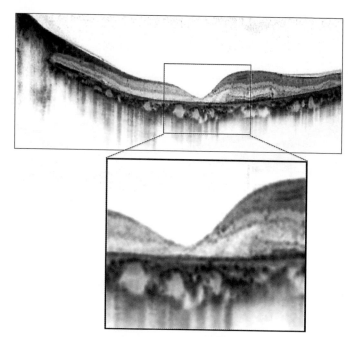

图 8-4(8)　漩涡状萎缩

上述患者的左眼 OCT 影像亦表明萎缩区域视网膜外层结构反射条带变窄甚至消失，未萎缩区域外层视网膜结构依然可见。黄斑区局部放大显示，黄斑中心凹的各层结构均萎缩，因此患者左眼中心视力不佳

（五）青少年视网膜劈裂

【疾病概要】

（1）青少年男性，双眼发病，有家族遗传史，为 Xp22 染色体 *XLRS1* 基因突变。

（2）视网膜神经感觉层层间分裂。

【OCT 特征】

（1）视网膜劈裂，视网膜层间分离，出现低反射腔隙，内有柱状连接。

（2）黄斑囊样水肿改变。

（3）也可出现孔源性或渗出性视网膜脱离，黄斑皱褶，黄斑色素改变以及萎缩。

【典型病例】

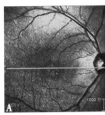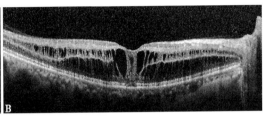

图 8-5(1)　青少年视网膜劈裂

患者男性 15 岁，自幼双眼视力不佳。右眼视力：0.1，左眼视力：0.3。右眼眼底红外影像（图 A）显示黄斑囊样水肿，绿线为 OCT 扫描线。OCT 影像（图 B）显示视网膜内核层及外核层层间发生分离，出现低反射腔隙，内有柱状连接

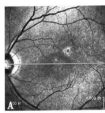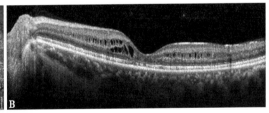

图 8-5(2)　青少年视网膜劈裂

上述患者的左眼红外影像（图 A）及 OCT 影像（图 B）显示视网膜内核层及外丛状层层间发生分离，出现低反射腔隙，内有柱状连接。右眼较左眼更严重，可能代表病变的不同时期

第九章

视网膜血管疾病

（一）糖尿病性视网膜病变

【疾病概要】

（1）发达国家 20～65 岁主要致盲眼病之一。

（2）可见于 1 型和 2 型糖尿病。病程和高血糖是疾病的高危因素,高血压、高血脂和吸烟是伴发因素。

（3）疾病分为非增殖期和增殖期两个阶段。

1）非增殖期糖尿病性视网膜病变（NPDR）：

➢ 眼底所见：微动脉瘤、视网膜内出血、棉绒斑、硬性渗出、视网膜内微血管异常（IRMA）、视网膜毛细血管无灌注区、静脉串珠等。

➢ 进一步分期：

① 轻微 NPDR：极少量的微动脉瘤。

② 轻度到中度 NPDR：视网膜微动脉瘤、视网膜内出血,伴或不伴黄斑水肿。

③ 严重的 NPDR：4-2-1 原则（4 个象限有超过 20 处视网膜内出血,超过 2 个象限有静脉串珠,1 个象限有 IRMA）

2）增殖期糖尿病性视网膜病变（PDR）：

➢ 眼底所见：视网膜内表面及视盘新生血管（灌注不良和缺血所致）、视网膜表面膜、机化膜（玻璃体为新生血管生长的支架）、玻璃体积血、牵引性视网膜脱离等。

（4）糖尿病性黄斑水肿（DME）是患者中心视力下降的主

要原因。增殖期与非增殖期均可出现,为视网膜毛细血管通透性增加所致。

【OCT 特征】

目前 OCT 已成为监测糖尿病性黄斑水肿,判断治疗效果的重要手段。

(1)黄斑水肿:视网膜增厚、隆起。视网膜层间积液,视网膜内、视网膜下出现低反射的液性空腔。中心凹消失,出现囊样低反射空腔。

(2)视网膜出血:视网膜内高反射信号,下方可有阴影和屏蔽效应。

(3)脂质沉着(硬渗):视网膜深层颗粒状的高反射信号,量多时其下方可出现光学阴影。

(4)棉绒斑:局部的视网膜神经纤维层增厚隆起,结构紊乱,反射增强,对下方的组织可以造成一定的屏蔽效应。

(5)视网膜前膜及玻璃体视网膜牵引:视网膜表面线状或增厚的模样结构,中高反射信号,与视网膜粘连、牵引,并可导致视网膜脱离。

【典型病例】

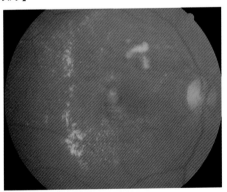

图 9-1(1)　糖尿病性视网膜病变(DR)

患者男性 56 岁,糖尿病史 8 年,眼底彩照显示后极部视网膜大量黄白色的硬性渗出(脂质沉着)

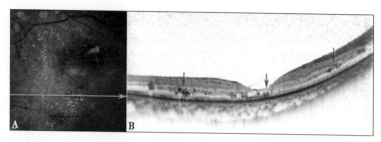

图 9-1(2) 糖尿病性视网膜病变（DR）

上述患者的眼底红外影像（图 A）显示扫描线，OCT 影像（图 B）显示硬性
渗出（脂质沉着）表现为位于视网膜深层的颗粒状高反射信号（红色箭头）

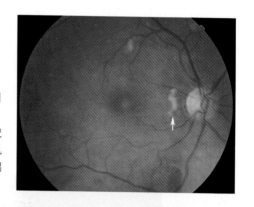

**图 9-1(3) 糖尿病性视网
膜病变（DR）**

患者男性 40 岁，糖尿病史
5 年。左眼眼底彩照可见
微动脉瘤、小片出血及棉
絮斑（白色箭头）

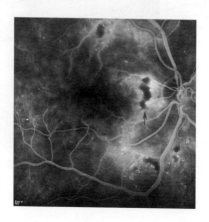

**图 9-1(4) 糖尿病性视网
膜病变（DR）**

上述患者的 FFA 显示大量
微动脉瘤、静脉渗漏、小片
出血性低荧及小片状与棉
絮斑相对应的毛细血管无
灌注区（红色箭头）

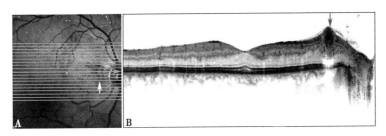

图 9-1(5)　糖尿病性视网膜病变(DR)

上述患者眼底红外影像(图 A)显示扫描区域,经过棉絮斑的 OCT 扫描
(图 B)显示该处视网膜内层水肿增厚,结构紊乱,反射增强,其下方有光
学阴影(红色箭头)

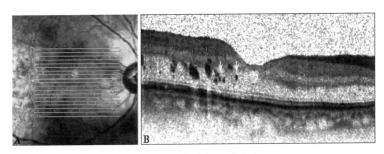

图 9-1(6)　糖尿病性视网膜病变(DR)

糖尿病患者眼底红外影像(图 A)和 OCT 扫描影像(图 B)。OCT 扫描显
示黄斑水肿,视网膜增厚,深层出血(红色箭头)和脂质沉着(黄色箭头),
但是单从 OCT 影像来看,有时难以分辨深层的出血和渗出,因此需要结
合眼底彩照等其他检查作判断

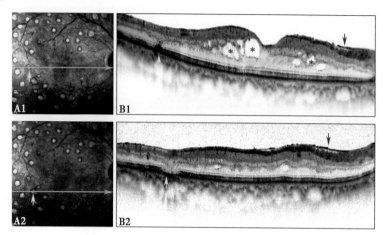

图 9-1（7）　糖尿病性视网膜病变

糖尿病性视网膜病变患者眼底激光术后，眼底红外影像（图 A1，图 A2）和 OCT 影像（图 B1，图 B2）。OCT 显示①黄斑水肿（红色星号），②黄斑前膜（红色箭头）。激光光斑的 OCT 表现：①色素增殖处为色素上皮局部增厚的高反射信号（图 B1，黄色箭头）；②色素脱失处为色素上皮局部变薄反射减弱（图 B2，黄色箭头）；③外核层、外界膜、IS/OS 等外层结构均损害

（二）视网膜动脉阻塞

【疾病概要】

（1）根据不同的阻塞部位，可造成视网膜中央动脉阻塞、视网膜分支动脉阻塞、睫状视网膜动脉阻塞等。

（2）发病男性多于女性，老年多于青年，右眼多于左眼，颞侧多于鼻侧。

（3）多由栓子栓塞引起。高危因素包括糖尿病、高血压、高血脂、心血管疾病、颈动脉疾病、吸烟及巨细胞动脉炎等。年轻患者病因与老年不同，多与感染因素、凝血障碍、血红蛋白病等有关。

（4）突然的、无痛性的视力下降或视野缺损，发病初期眼底可见阻塞区域视网膜乳白色水肿浑浊。1 个月后视网膜变薄、

视盘变苍白。

【OCT 特征】

（1）发病初期，阻塞区域的视网膜增厚，视网膜内层结构紊乱，反射增强，神经纤维层、节细胞层、内丛状层、内核层及外丛状层等各层结构分辨不清。视网膜外层结构（如外核层、外界膜、IS/OS、色素上皮等）有时清晰可见，有时因为内层结构反射增强而反射信号减弱。

（2）发病 1 个月后，阻塞部位的视网膜变薄，视网膜内层结构变薄、组织层次不清，甚至变成一条中高反射条带。视网膜外层结构仍清晰可见。

【典型病例】

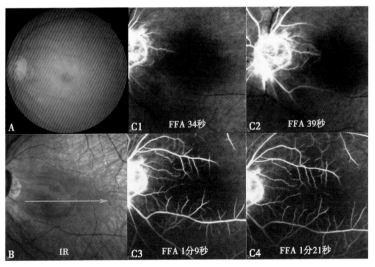

图 9-2(1)　视网膜中央动脉阻塞

患者老年女性，左眼视力突然下降 1 周，有脑梗病史。眼底彩照（图 A）显示视网膜动脉极细，后极部视网膜乳白色水肿混浊，黄斑樱桃红。FFA 检查（图 C1、图 C2、图 C3、图 C4）显示视网膜动脉充盈极其迟缓，黄斑区水肿遮蔽性低荧。眼底红外影像（图 B）显示 OCT 扫描部位

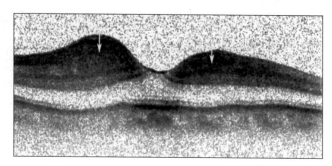

图 9-2(2) 视网膜中央动脉阻塞
上述患者经黄斑中心凹的 OCT 扫描显示由视网膜中央动脉供
血的内层视网膜水肿增厚（细胞内水肿），内部结构紊乱，反射
性增强（黄色箭头），下方组织反射信号减弱。中心凹处由于只
有外颗粒层，所以其下方组织的反射信号相对周围略强（红色
箭头之间），这也是形成眼底"黄斑樱桃红"的原因

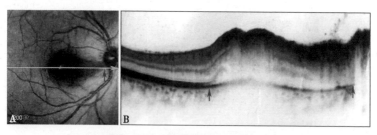

图 9-2(3) 视网膜分支动脉阻塞
患者男性 50 岁，右眼视力突降 2 天。眼底红外影像（图 A）显示视盘黄斑
区异常（图 A，红色箭头之间），绿线为 OCT 扫描线。经该处的 OCT 扫描
（图 B）显示：相对应的区域（图 B，红色箭头之间）局部视网膜水肿、增厚，
内层结构紊乱，反射增强，下方反射信号减弱

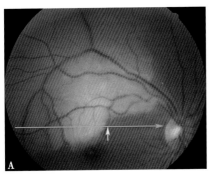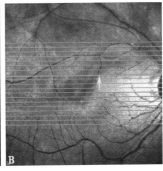

图 9-2(4) 视网膜分支动脉阻塞

患者女性 30 岁,右眼突然发现下半部视野缺损。眼底彩照(图 A)显示颞上分支动脉阻塞,该分布区可见视网膜缺血呈乳白色。一个半月后行 OCT 检查(图 B),绿色扫描线同时经过缺血与非缺血的区域,黄色箭头为交界点

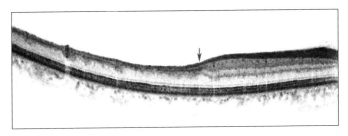

图 9-2(5) 视网膜分支动脉阻塞

上述患者发病后一个半月的 OCT 检查显示,缺血区域内层视网膜各层结构均萎缩、变薄,外层结构反射正常;非缺血区域则各层结构均正常。红色箭头为缺血与非缺血区域的交界点

（三）视网膜静脉阻塞

【疾病概要】

（1）根据不同阻塞部位，可造成视网膜中央静脉阻塞、视网膜分支静脉阻塞。

（2）发病老年多于青年，男女相当，大多单眼发病，双眼发病率 5%～10%，分支阻塞多于中央静脉阻塞。

（3）高血压、动脉硬化、糖尿病是主要相关原因。

（4）可分为缺血性和非缺血性。

（5）阻塞区域可见视网膜静脉扭曲、扩张，视网膜水肿（黄斑受累者黄斑水肿，中央静脉阻塞者视盘也可出现水肿），视网膜出血（放射状、火焰状），硬性渗出（脂质沉着）等。缺血者可出现棉绒斑，毛细血管无灌注区，视网膜新生血管，玻璃体积血。疾病慢性期可以出现侧支循环。

【OCT 特征】

（1）阻塞的区域视网膜水肿、增厚、隆起，视网膜内和（或）视网膜下积液。黄斑受累者黄斑囊样水肿。

（2）出血表现为高反射信号，其下有光学阴影，对下方组织有屏蔽效应。出血可以出现在视网膜前或视网膜内。

（3）视网膜内出血表现为团状高反射信号。

（4）硬性渗出表现为视网膜深层颗粒状高反射信号。

（5）缺血区在病程早期表现为视网膜局部水肿（细胞内水肿）、增厚、隆起，组织结构紊乱，反射增强；而在病程晚期有时可见视网膜局部组织萎缩、变薄。

【典型病例】

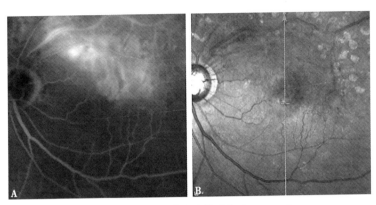

图 9-3(1) 视网膜分支静脉阻塞(BRVO)

患者女性 56 岁,左眼因 BRVO 已经行视网膜激光治疗。FFA 影像(图 A)显示颞上分支静脉阻塞,血管扩张渗漏,黄斑上半部分囊样水肿。红外影像(图 B)显示 OCT 扫描位置与方向(绿线)

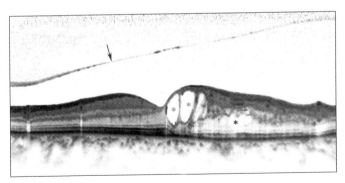

图 9-3(2) 视网膜分支静脉阻塞(BRVO)

上述患者经黄斑由下而上的 OCT 扫描显示:下半部视网膜各层结构正常,上半部视网膜水肿增厚(红色星号),黄斑囊样水肿(绿色星号),玻璃体已发生后脱离,可见玻璃体后界膜(红色箭头)

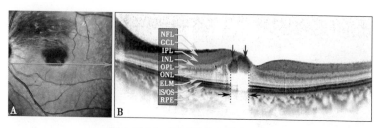

图 9-3(3)　视网膜分支静脉阻塞

患者女性 53 岁，左眼颞上分支静脉阻塞。眼底红外影像（图 A）显示视网膜出血积于黄斑处。经中心凹的 OCT 扫描（图 B）显示出血表现为团状高反射信号（红色箭头），其下有光学阴影和屏蔽效应（黑色箭头间）

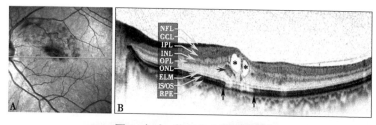

图 9-3(4)　黄斑分支静脉阻塞

患者男性 49 岁，左眼颞上黄斑分支静脉阻塞。眼底红外影像（图 A）显示颞上黄斑分支静脉扭曲，沿血管少量出血。经黄斑的 OCT 扫描（图 B）显示黄斑囊样水肿（黑色星号）和深层视网膜出血（红色箭头），病灶下方的组织亦见反射减弱（黑色箭头），但与图 9-3（3）中的屏蔽效应不同，外界膜和色素上皮的反射带依然清晰可见，光带连续，IS/OS 反射条带明显变细，提示视细胞可能受损

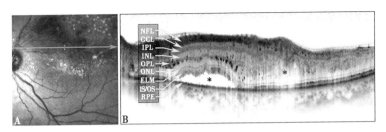

图 9-3(5) 视网膜分支静脉阻塞

患者男性 58 岁,高血压病史 10 年,左眼颞上分支静脉阻塞。OCT 显示视网膜水肿增厚,视网膜内(红色星号)和视网膜下(黑色星号)均有积液,在外丛状层有较多脂质沉着(绿色短箭头)

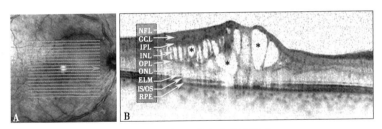

图 9-3(6) 视网膜中央静脉阻塞

患者男性 60 岁,右眼中央静脉阻塞。经过黄斑的 OCT 显示视网膜高度水肿增厚(细胞外水肿),内核层和外丛状层均可见积液,并且部分融合形成大的囊腔,黄斑呈囊样水肿(黑色星号)

第十章

脉络膜疾病

（一）脉络膜炎症

【疾病概要】

（1）由感染性因素（如结核、梅毒）或非感染性因素（如Vogt-Konyanagi-Harada syndrome，VKH 综合征）引起，多双眼发病，有些疾病有全身症状。

（2）病变源于脉络膜，但可累及视网膜、视神经及眼部其他结构。

（3）可以出现玻璃体浑浊、脉络膜增厚、渗漏、色素上皮脱离、视网膜神经感觉层脱离、视网膜积液、黄斑囊样水肿、脉络膜新生血管、视网膜表面膜、玻璃体视网膜粘连和牵引等。

【OCT 特征】

（1）脉络膜增厚。色素上皮层与巩膜之间的间隙增宽。

（2）视网膜水肿。视网膜增厚，视网膜色素上皮和（或）神经感觉层浆液性和（或）渗出性脱离，视网膜层间可出现低反射液性空腔。

（3）黄斑表面膜、黄斑水肿。黄斑中心凹消失，出现囊样低反射空腔，视网膜表面皱褶，膜形成，玻璃体视网膜粘连、牵引。

【典型病例】

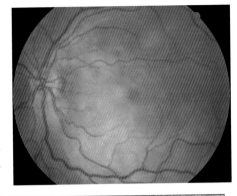

图 10-1(1) VKH 综合征
患者女性 30 岁，左眼视力突然下降 1 周。左眼视力：0.1。左眼眼底彩照可见视网膜水肿，下方渗出性视网膜脱离

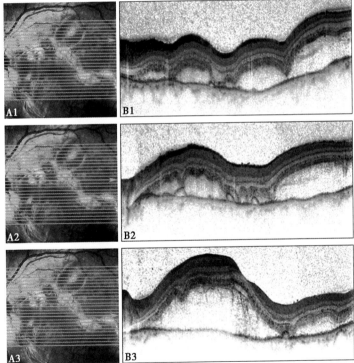

图 10-1(2) VKH 综合征
上述患者后极部多个部位 OCT 扫描显示视网膜水肿增厚，可见多灶性渗出性神经感觉层和色素上皮层的脱离

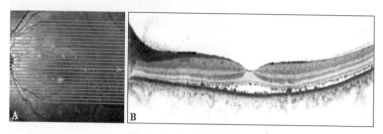

图 10-1(3) VKH 综合征

上述患者激素治疗 3 周后 OCT 随访影像，视网膜水肿明显消退，视网膜下液大部分吸收，视网膜结构趋于正常，视力恢复至 0.6

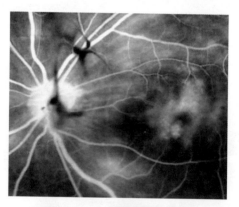

图 10-1(4) 视网膜脉络膜炎

患者男性 51 岁，双眼脉络膜炎病史 3 年，右眼已失明。左眼 FFA 检查可见视网膜血管和色素上皮的屏障功能均受到损害，广泛渗漏，晚期黄斑水肿。视盘前方可见 Weiss 环

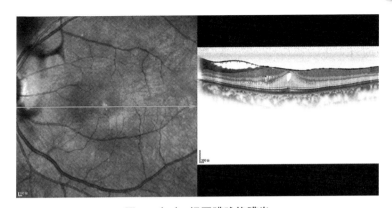

图 10-1（5） 视网膜脉络膜炎

上述患者经黄斑的 OCT 扫描显示黄斑表面膜，黄斑局部增厚水肿

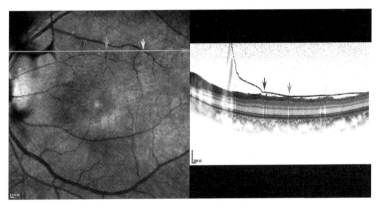

图 10-1（6） 视网膜脉络膜炎

上述患者经过玻璃体后裂孔的扫描发现，玻璃体并未发生完全的后脱离，在视网膜大血管处（箭头所指）依然粘连

（二）脉络膜裂伤

【疾病概要】

（1）多见于眼球顿挫伤后，为脉络膜毛细血管、Bruch 膜和色素上皮复合体的撕裂。

（2）眼底表现为后极部以视盘为中心的黄白色弧形裂纹。

（3）急性期裂伤处脉络膜毛细血管破裂出血，晚期裂伤的边缘色素增殖。

（4）经过黄斑中心的脉络膜裂伤日后可能会出现脉络膜新生血管。

【OCT 特征】

（1）脉络膜裂伤处可见组织向下凹陷，色素上皮反射带不光滑、不平整，有时可呈锯齿状。

（2）外伤急性期裂伤处可见视网膜深层出血，晚期则可见该处视网膜变薄，外层结构受损，如外核层、外界膜、IS/OS 反射带消失。

（3）经过黄斑中心的裂伤，若有新生血管生长，则可见色素上皮局部增厚隆起，周围视网膜可有出血和积液。

【典型病例】

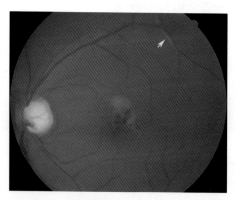

图 10-2（1） 脉络膜裂伤，继发脉络膜新生血管
患者男性 30 岁，左眼球顿挫伤后 3 个月。眼底可见黄斑出血及视网膜下黄白色裂纹（红色箭头、黄色箭头）

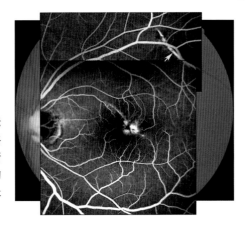

图 10-2(2) 脉络膜裂伤，继发脉络膜新生血管
上述患者的 FFA 检查显示出两条弧形高荧光的脉络膜裂伤（红色箭头、黄色箭头），其中经过黄斑中心的裂伤有脉络膜新生血管长入，引起出血与渗漏

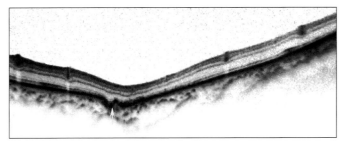

图 10-2(3) 脉络膜裂伤，继发脉络膜新生血管
上述患者经颞上脉络膜裂伤处的 OCT 扫描显示，组织向下凹陷，色素上皮反射带不光滑，呈锯齿状（黄色箭头）

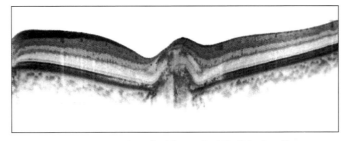

图 10-2(4) 脉络膜裂伤，继发脉络膜新生血管
上述患者经黄斑中心凹的 OCT 扫描显示色素上皮反射带不连续，局部隆起增厚表现为中高反射信号，提示有脉络膜新生血管的生长（红色箭头）

（三）脉络膜缺损

【疾病概要】

（1）常见的先天性眼底异常，胚胎裂发育异常，胚裂未完全闭合所致。

（2）临床表现因胚裂闭合不全的程度不同、组织缺损的范围不同而变异多端。重者可伴发其他发育异常，黄斑受累者可影响视力；轻者无任何症状，OCT 检查时发现。

（3）无眼外伤史。

【OCT 特征】

（1）局部视网膜脉络膜组织向下凹陷（图 5-7）。

（2）不同程度的组织缺损，轻者仅见局部脉络膜变薄。

（3）黄斑受累者在病灶的边缘日后有可能发生脉络膜新生血管的生长。

【典型病例】

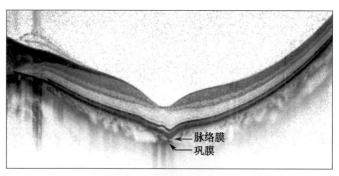

图 10-3(1)　脉络膜缺损

患者女性 23 岁，无任何主诉和症状。体检 OCT 检查发现外层视网膜组织局部向下凹陷，该处脉络膜反射带极薄（红色箭头），其下方是巩膜的高反射信号（黑色箭头）

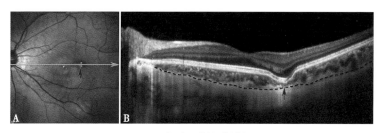

图 10-3（2）　脉络膜缺损

患者女性 20 岁，无任何主诉和症状。眼底红外影像（图 A）显示黄斑中心凹之颞侧一小病灶。用脉络膜深层成像技术（EDI）所摄的 OCT 影像可清楚看到脉络膜层的反射带及其下方高反射的巩膜组织（黑色虚线），脉络膜缺损处明显变薄（红色箭头）

（四）脉络膜肿瘤

【疾病概要】

（1）常见的脉络膜占位性病变包括良性的脉络膜痣、脉络膜血管瘤、脉络膜骨瘤，以及恶性的脉络膜黑色素瘤、脉络膜转移癌。

（2）每一种疾病具有不同的临床表现和眼底特征，并可通过视网膜脉络膜血管造影、B 超、CT、MRI 等检查进行诊断和鉴别诊断。OCT 的价值主要体现在了解瘤体表面视网膜受累的情况，黄斑受累情况，以及治疗后的随访。

【OCT 特征】

（1）脉络膜占位隆起，其上方视网膜随之隆起。

（2）上方视网膜因受累程度不同而有不同的表现，从结构正常到视网膜水肿、视网膜层间或视网膜下积液、视网膜劈裂、视网膜脱离、视网膜表面膜等。

（3）黄斑受累者可以出现黄斑水肿、黄斑裂孔、黄斑区脉络膜新生血管等。

【典型病例】

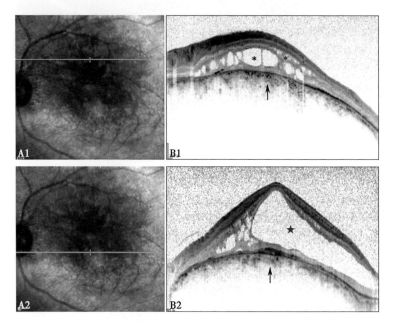

图 10-4(1) 脉络膜血管瘤

患者女性 47 岁,左眼视力下降 1 年。眼底红外影像(图 A1、图 A2)显示后极部类圆形的病变及 OCT 不同的扫描部位。OCT 影像(图 B1、图 B2)显示脉络膜占位,肿瘤推顶色素上皮高度隆起(黑色箭头),色素上皮反射带变细,反射减弱,上方视网膜存在内核层(图 B1,红色星号)和外核层(图 B1,黑色星号)不同层次的水肿,部分区域可能由于长期水肿导致视网膜劈裂(图 B2,红色五角星)

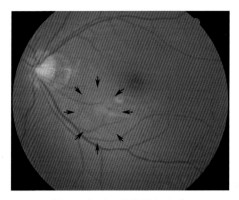

图 10-4（2） 脉络膜色素痣

患者女性 23 岁，体检发现左眼视盘颞下方
视网膜下色素病灶（黑色箭头所围绕）

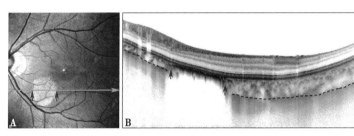

图 10-4（3） 脉络膜色素痣

上述患者眼底红外影像（图 A）比眼底彩照更清晰地显示出病灶的范围，
用脉络膜深层成像技术（EDI）所摄的 OCT 影像（图 B）显示，病灶处的视
网膜并无隆起，仅仅是色素上皮下存在非常强的高反射信号，并且具有屏
蔽效应（红色箭头间）。病灶周围则可见正常的脉络膜层的反射带及其下
方高反射的巩膜组织（黑色虚线）

第十一章
OCT新技术与新应用

近年来OCT技术得到了迅猛的发展,新技术、新应用层出不穷,从传统的视网膜扫描到深层脉络膜成像;从传统的黄斑区扫描,到青光眼视盘及视神经纤维层的分析;从传统的后节眼底扫描到角膜房角等前节的成像;从单机应用到与其他检查设备联合诊断,OCT在眼科的应用已经从眼底病拓展到各个亚专科领域。本章将以德国海德堡公司(Heidelberg Engineering)的产品为例,简单介绍OCT的新技术与新应用。

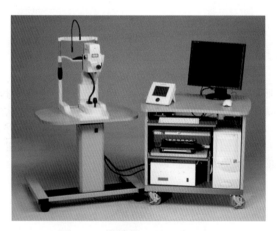

图11-1 海德堡Spectralis OCT

（一）脉络膜深层成像技术

传统 OCT 对于脉络膜的成像，由于视网膜色素上皮（RPE）阻挡了大部分的信号，因此脉络膜活体组织成像也受到了限制，只能观察到部分脉络膜毛细血管层。2011 年德国海德堡公司推出了全新的 EDI（Enhanced Depth Imaging）OCT 技术，通过特殊的光学转换作用获得清晰的脉络膜全层组织成像，并可深达巩膜，同时视网膜的成像不会受到任何影响。这项技术给眼科医生提供了全新的脉络膜断层影像，以及脉络膜定量、定性评估的工具，第一次从断层水平观察脉络膜形态结构并可以测量脉络膜全层厚度，是脉络膜常见疾病的诊断、治疗（如光动力治疗、抗血管内皮生长因子治疗等）、疗效评估，以及脉络膜疾病发病机制研究的全新起点。

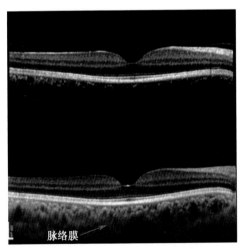

图 11-2　传统 OCT 与 EDI-OCT 图像的比较

传统 OCT 只能观察到部分脉络膜毛细血管层，运用 EDI 技术可以观察到脉络膜更深层组织，而视网膜各层结构依然清晰

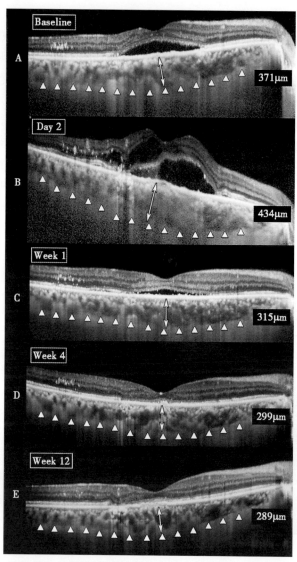

图 11-3 EDI-OCT 评估中心性浆液性视网膜脉络膜病变的 PDT 疗效
经过 PDT 治疗后,脉络膜厚度逐渐恢复正常,脉络膜高渗透压状态得到明显改善

（二）青光眼后极部非对称性分析

青光眼患者后极部神经纤维层和神经节细胞层的厚度与视功能显著相关，黄斑位于视网膜的中心，并且黄斑区的神经节细胞最为集中，黄斑区 4.5mm 范围内含有全部视网膜 50% 以上的神经节细胞，构成了 30%~35% 黄斑区视网膜厚度，所以以往仅对视盘进行分析是远远不够的。青光眼早期最具特异性的改变包括黄斑在内的后极部神经纤维层及节细胞层厚度的改变以及双眼或单眼上下方厚度的非对称性改变。海德堡新一代频域 Spectralis OCT 独创性后极部视网膜厚度地形图结合双眼及单眼水平象限的非对称性分析是评价早期青光眼的可靠指标。

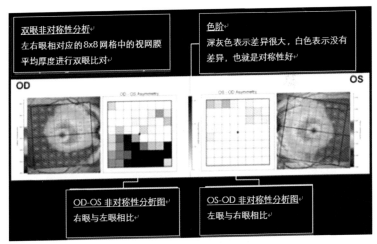

图 11-4　双眼后极部非对称性分析

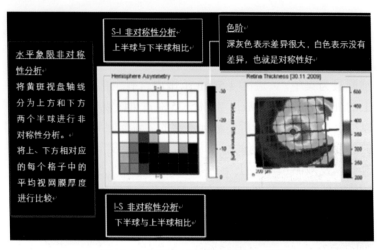

图11-5　单眼水平象限非对称性分析

（三）OCT在眼前节的应用

随着OCT技术的不断发展，其应用已不再局限于眼底黄斑区疾病的诊断。近年来，出现了OCT的前节适配镜头，极大丰富了其在眼前节领域的应用，它可以提供清晰的角膜、巩膜、房角图像并可进行精确定量分析，为常见角膜疾病诊断、准分

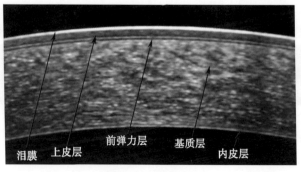

图11-6　角膜结构

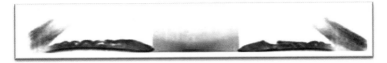

图 11-7 双侧房角成像

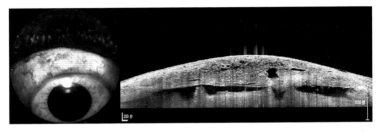

图 11-8 滤过泡

子术后角膜上皮瓣观察、青光眼危险房角评估、滤过手术后滤过泡观察以及干眼的相关研究等提供全新的检测工具。

（四）OCT 与功能学检查设备联合诊断

作为眼底必备的形态学诊断设备之一，OCT 未来发展的方向是与功能学检查诊断设备进行联合应用，通过探究引发功能改变的形态学病变基础来明确诊断疾病，并对药物及手术等治疗疗效进行有效评估。全新的德国海德堡 Bluepeak 蓝致自发荧光联合 OCT 设备已在国内成功上市。这种新型的 OCT 可与眼底自发荧光（Fundus Autofluorescence，FAF）进行联合诊断用来评估视网膜色素上皮功能。

OCT 还可与新型的倍频视野计进行联合诊断，用于早期青光眼神经纤维层丢失与视野缺损的关联诊断与研究。

在神经眼科领域，未来可以用于多发性硬化、视神经炎的早期诊断；通过双光子显微镜技术定量评估光感受器细胞数量

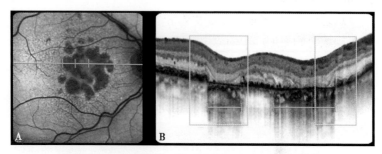

图 11-9　OCT 与其他设备联合诊断（与自发荧光联合）

与自发荧光联合诊断干性 AMD 地图状萎缩。自发荧光图像（图 A）可见
黄斑区大量低自发荧光区域，对应的 OCT 影像（图 B）显示低自发荧光区
域的视网膜外层结构萎缩

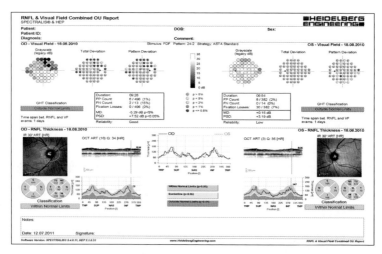

图 11-10　OCT 与其他设备联合诊断（与视野计联合）

与新型的倍频视野计进行联合诊断，用于早期青光眼神经纤维层丢失与
视野缺损的关联诊断与研究

及功能状态等等。

　　总之OCT技术还在不断更新和发展，未来的OCT将会在更多领域得到更加广阔的应用。

参 考 文 献

1. Takada K, Yokohama I, Chida K, et al. New measurement system for fault location in optical waveguide devices based on an interferometric technique. Appl Opt, 1987, 26: 1603-1606

2. Youngquist RC, Carr S, Davies DN. Optical coherence-domain reflectometry: a new optical evaluation technique. Opt Lett, 1987, 12: 158-160

3. Huang D, Swanson E, Lin C, et al. Optical coherence tomography. Science, 1991, 254: 1178-1181

4. Swanson E, Izatt J, Hee M, et al. In vivo retinal imaging by optical coherence tomography, Optics Letters, 1993, 18: 1864-1866

5. Hee M, Izatt J, Swanson E, et al. Optical coherence tomography of the human retina. Arch Ophthalmol, 1995, 113: 325-332

6. Fujimoto G. Optical coherence tomography for ultrahigh resolution in vivo imaging. Nature Biotechnology, 2003, 21: 1361-1367

7. Nassif N, Cense B, Park B, et al. In vivo high-resolution video-rate spectral-domain optical coherence tomography of the human retina and optic nerve. Optics Express, 2004, 12

8. Wojtkowski M, Bajraszewski T, Gorczynska I, et al. Ophthalmic imaging by spectral optical coherence tomography. Am J Ophthalmol, 2004, 138: 412-419

9. Schuman J, Puliafito C, Fujimoto J. Optical coherence tomography of ocular diseases. 2nd edition. Thorofare, NJ: Slack Inc, 2004

10. 刘杏. 眼科临床光学相干断层成像学. 广州：广东科技出版社，2006

11. Brar M，Bartsch DU，Nigam N，et al. Colour versus grey-scale display of images on high-resolution spectral OCT. Br J Ophthalmol，2009，93：597-602

12. Srinivasan VJ，Monson BK，Wojtkowski M，et al. Characterization of Outer Retinal Morphology with High-Speed，Ultrahigh-Resolution Optical Coherence Tomography. Invest Ophthalmol Vis Sci，2008，49：1571-1579

13. Byeon SH，Kang SY. Interpretation of outer retina appearance in high-resolution optical coherence tomography. Am J Ophthalmol，2009，147：185-186

14. Kaluzny JJ，Wojtkowski M，Sikorski BL. Analysis of the outer retina reconstructed by high-resolution，three-dimensional spectral domain optical coherence tomography. Ophthalmic Surg Lasers Imaging，2009，40（2）：102-108

15. 倪逴. 眼的病理解剖基础与临床. 上海：上海科学普及出版社，2002

16. Ko TH，Fujimoto JG，Schuman JS，et al. Comparison of ultrahigh and standard resolution optical coherence tomography for imaging of macular pathology. Ophthalmology，2005，112：1922-1935

17. Keane PA，Bhatti RA，Brubaker JW，et al. Comparison of clinically relevant findings from high-speed Fourier-domain and conventional time-domain optical coherence tomography. Am J Ophthalmol，2009，148：242-248

18. Brennen PM，Kagemann L，Friberg TR. Comparison of stratus OCT and cirrus HD-OCT imaging in macular diseases. Ophthalmic Surg Lasers Imaging，2009，40：25-31

19. Wolf S，Wolf-Schnurrbusch U. Spectral-domain optical coherence tomography use in macular diseases: a review. Ophthalmologica，2010，224（6）：333-340

20. Gabriel Coscas. OCT in AMD optical coherence tomogramphy in age-related macular degeneration. Springer, 2009

21. Pieroni CG, Witkin AJ, Ko TH, et al. Ultrahigh resolution optical coherence tomography in non-exudative age related macular degeneration. Br J Ophthalmol, 2006, 90(2): 191-197

22. Cukras C, Wang YD, Meyerle CB, et al. Optical coherence tomography-based decision making in exudative age-related macular degeneration: comparison of time-versus spectral-domain devices. Eye, 2009, 24: 775-783

23. Michalewski J, Michalewska Z, Cisiecki S, et al. Morphologically functional correlations of macular pathology connected with epiretinal membrane formation in spectral optical coherence tomography. (SOCT) Graefes Arch Clin Exp Ophthalmol, 2007, 245: 1623-1631

24. Bearelly S, Chau FY, Koreishi A, et al. Spectral domain optical coherence tomography imaging of geographic atrophy margins. Ophthalmology, 2009, 116(9): 1762-1769

25. Schlanitz FG, Ahlers C, Sacu S, et al. Performance of drusen detection by spectral-domain optical coherence tomography. Invest Ophthalmol Vis Sci, 2010, 51(12): 6715-6721

26. Ritter M, Elledge J, Simader C, et al. Evaluation of optical coherence tomography findings in age-related macular degeneration: a reproducibility study of two independent reading centres. Br J Ophthalmol, 2011, 95(3): 381-385

27. Park SS, Truong SN, Zawadzki RJ, et al. High-Resolution Fourier-Domain Optical Coherence Tomography of Choroidal Neovascular Membranes Associated with Age-Related Macular Degeneration. Invest Ophthalmol Vis Sci, 2010, 51(8): 4200-4206

28. Liakopoulos S, Ongchin S, Bansal A, et al. Quantitative optical coherence tomography findings in various subtypes of neovascular age-

related macular degeneration. Invest Ophthalmol Vis Sci, 2008, 49(11): 5048-5054

29. Keane PA, Liakopoulos S, Chang KT, et al. Comparison of the optical coherence tomographic features of choroidal neovascular membranes in pathological myopia versus age-related macular degeneration, using quantitative subanalysis. Br J Ophthalmol, 2008, 92(8): 1081-1085

30. Iijima H, Imai M, Gohdo T, et al. Optical coherence tomography of idiopathic polypoidal choroidal vasculopathy. Am J Ophthalmol, 1999, 127(3): 301-305

31. Sato T, Kishi S, Watanabe G, et al. Tomographic features of branching vascular networks in polypoidal choroidal vasculopathy. Retina, 2007, 27 (5): 589-594

32. Saito M, Iida T, Nagayama D. Cross-sectional and en face optical coherence tomographic features of polypoidal choroidal vasculopathy. Retina, 2008, 28(3): 459-464

33. Truong SN, Alam S, Zawadzki RJ, et al. High resolution Fourier-domain optical coherence tomography of retinal angiomatous proliferation. Retina, 2007, 27(7): 915-925

34. Koreen L, Hollar MW, Cousins SW. Where Do PCV and RAP Fit in the Spectrum of AMD CNV Subtypes? Determining lesion morphology provides for better diagnosis and treatment. Retinal Physician, Issue: October 2010

35. Iida T, Hagimura N, Sato T, Kishi S. Evaluation of central serous chorioretinopathy with optical coherence tomography. Am J Ophthalmol, 2000, 129: 16-20

36. Montero JA, Ruiz-Moreno JM. Optical coherence tomography characterisation of idiopathic central serous chorioretinopathy. Br J Ophthalmol, 2005, 89(5): 562-654

37. Ojima Y, Hangai M, Sasahara M, et al. Three-dimensional Imaging of the

foveal photoreceptor layer in central serous chorioretinopathy using high-speed optical coherence tomography. Ophthalmol, 2007, 114: 2197-2207

38. Hung KH, Yang CS, Lin TC, et al. Optical coherence tomography in spontaneous resolution of vitreomacular traction syndrome. J Chin Med Assoc, 2010, 73(6): 334-337

39. Mirza RG, Johnson MW, Jampol LM. Optical coherence tomography use in evaluation of the vitreoretinal interface: a review. Surv Ophthalmol, 2007, 52(4): 397-421

40. Nigam N, Bartsch DU, Cheng L, et al. Spectral domain optical coherence tomography for imaging ERM, retinal edema, and vitreomacular interface. Retina, 2010, 30(2): 246-253

41. Huang LL, Levinson DH, Levine JP, et al. Optical coherence tomography findings in idiopathic macular holes. J Ophthalmol, 2011, 2011: 928205

42. Takezawa M, Toyoda F, Kambara C, et al. Clarifying the mechanism of idiopathic macular hole development in fellow eyes using spectral-domain optical coherence tomography. Clin Ophthalmol, 2011, 20(5): 101-108

43. Gentile RC, Landa G, Pons ME, et al. Macular hole formation, progression, and surgical repair: case series of serial optical coherence tomography and time lapse morphing video study. BMC Ophthalmol, 2010, 17(10): 24

44. Ikuno Y, Tano Y. Retinal and choroidal biometry in highly myopic eyes with spectral-domain optical coherence tomography. Invest Ophthalmol Vis Sci, 2009, 50(8): 3876-3880

45. Sayanagi K, Ikuno Y, Soga K, et al. Photoreceptor inner and outer segment defects in myopic foveoschisis. Am J Ophthalmol, 2008, 145(5): 902-908

46. Lim JI, Tan O, Fawzi AA, et al. A pilot study of Fourier-domain optical coherence tomography of retinal dystrophy patients. Am J Ophthalmol, 2008, 146(3): 417-426

47. Querques G, Leveziel N, Benhamou N, et al. Analysis of retinal flecks in fundus flavimaculatus using optical coherence tomography. Br J Ophthalmol, 2006, 90(9): 1157-1162

48. Yeoh J, Rahman W, Chen F, et al. Choroidal imaging in inherited retinal disease using the technique of enhanced depth imaging optical coherence tomography. Graefes Arch Clin Exp Ophthalmol, 2010, 248(12): 1719-1728

49. Pierro L, Tremolada G, Introini U, et al. Optical coherence tomography findings in adult-onset foveomacular vitelliform dystrophy. Am J Ophthalmol, 2002, 134(5): 675-680

50. Hood DC, Lin CE, Lazow MA, et al. Thickness of receptor and post-receptor retinal layers in patients with retinitis pigmentosa measured with frequency-domain optical coherence tomography. Invest Ophthalmol Vis Sci, 2009, 50(5): 2328-2336

51. Apushkin MA, Fishman GA, Janowicz MJ. Correlation of optical coherence tomography findings with visual acuity and macular lesions in patients with X-linked retinoschisis. Ophthalmology, 2005, 112(3): 495-501

52. Menke MN, Feke GT, Hirose T. Effect of aging on macular features of X-linked retinoschisis assessed with optical coherence tomography. Retina, 2011, 31(6): 1186-1192

53. Mackenzie S, Schmermer C, Charnley A, et al. SDOCT imaging to identify macular pathology in patients diagnosed with diabetic maculopathy by a digital photographic retinal screening programme. PLoS One, 2011, 6(5): e14811

54. Brar M, Yuson R, Kozak I, et al. Correlation between morphologic features on spectral-domain optical coherence tomography and angiographic leakage patterns in macular edema. Retina, 2010, 30(3): 383-389

55. Ophir A, Martinez MR. Epiretinal membranes and incomplete posterior

vitreous detachment in diabetic macular edema, detected by spectral-domain optical coherence tomography. Invest Ophthalmol Vis Sci, 2011, 52(9): 6414-6420

56. Lima VC, Yeung L, Castro LC, et al. Correlation between spectral domain optical coherence tomography findings and visual outcomes in central retinal vein occlusion. Clin Ophthalmol, 2011, 5: 299-305

57. Rosen RB, Hathaway M, Rogers J, et al. Simultaneous OCT/SLO/ICG imaging. Invest Ophthalmol Vis Sci, 2009, 50(2): 851-860

58. Spaide RF, Koizumi H, Pozzoni MC. Enhanced depth imaging spectral-domain optical coherence tomography. Am J Ophthalmol, 2008, 146(4): 496-500

59. Doyle E, Trivedi D, Good P, et al. High-resolution optical coherence tomography demonstration of membranes spanning optic disc pits and colobomas. Br J Ophthalmol, 2009, 93(3): 360-365

60. Judson CH, Vuong LN, Gorczynska I, et al. Intact Retinal Tissue and Retinal Pigment Epithelium Identified within a Coloboma Via High-Speed, Ultrahigh Resolution Optical Coherence Tomography. Retin Cases Brief Rep, 2011, 5(1): 46-48

61. Torres VL, Brugnoni N, Kaiser PK, et al. Optical coherence tomography enhanced depth imaging of choroidal tumors. Am J Ophthalmol, 2011, 151(4): 586-593

62. Sayanagi K, Pelayes DE, Kaiser PK, et al. 3D Spectral domain optical coherence tomography findings in choroidal tumors. Eur J Ophthalmol, 2011, 21(3): 271-275

63. Maruko I, Iida T, Sugano Y, et al. Subfoveal Choroidal Thickness after Treatment of Central Serous Chorioretinopathy. Ophthalmology, 2010, 117(9): 1792-1799